# 歯科臨床画像診断の
# チェックポイント

医歯薬出版株式会社

This book was originally published in Japanese
under the title of:

SHIKARINSHO GAZOUSHINDAN-NO CHEKKU POINTO
(Checkpoints of Imaging Diagnosis in Dentistry)

Editors:
KATSUMATA, Akitoshi et al.
KATSUMATA, Akitoshi
Professor, Asahi University

© 2019 1st ed.

ISHIYAKU PUBLISHERS, INC.
  7-10, Honkomagome 1 chome, Bunkyo-ku,
  Tokyo 113-8612, Japan

# はじめに

　本書は，歯科放射線，口腔外科，顎関節，顎顔面インプラントなどさまざまな領域の専門医が，貴重な症例，臨床経験および知識を基に執筆し，「歯界展望」誌に20回にわたり連載された「臨床家のための画像診断チェックポイント」の内容を，「臨床編」と「基礎編」にまとめたものです．

　前半の「臨床編」では，日常歯科臨床でも遭遇するさまざまな疾患や異常の画像診断について，画像検査の進め方，各疾患の画像所見の特徴，および診断や治療方針における考え方を，一般歯科臨床に携わる臨床医が理解しやすいように解説しています．症例の画像所見の解説では，臨床医が画像検査に用いることが多いパノラマX線画像を出発点として，近年普及が進んでいる歯科用コーンビームCT（CBCT）の画像をできるだけ取り入れています．

　後半の「基礎編」では，口内法，パノラマおよび歯科用CBCTの撮影やデジタル画像処理の勘どころを，歯科臨床で実際に経験されることが多い事例に沿って解説しています．また，近年話題となっている歯科X線画像から骨粗鬆症をスクリーニングする方法や，訪問診療における術者のX線被曝，あるいはCBCT検査における患者の被曝を減らす方策について述べています．

　人々は「画像診断」という言葉から，放射線の専門医や診療放射線技師が，高価な検査装置を使って生命に関わる重要な疾患を発見・診断する高度医療を連想します．しかし，診療放射線技師や診断専門医の力を借りることが難しい歯科開業医は，歯科医師が自身で画像検査と診断を進めていかなければなりません．その意味で，歯科医師には一般的な医師よりも高い画像検査と診断の能力が求められているのです．

　本書の画像診断チェックポイントを参考として，自信をもって日常の歯科画像診断に取り組んでいただければ幸甚です．

2019年11月

著者を代表して　勝又明敏

# CONTENTS

# 歯科臨床画像診断のチェックポイント

## 〔臨床編〕 7

□ Check Point 1

### パノラマ X 線画像で癌を見つける 8

□ Check Point 2

### 骨折の画像診断 15

□ Check Point 3

### 歯の外傷の画像診断 23

□ Check Point 4

### 顎関節症の MRI 診断 30

□ Check Point 5

### 顎関節関連疾患の画像診断 38

□ Check Point 6

### 埋伏智歯の画像診断 46

□ Check Point 7

### 過剰歯の画像診断 54

□ Check Point 8

### 歯性上顎洞炎の画像診断 62

☐ Check Point 9

## 各種上顎洞疾患の画像診断 ………………………………………… 70

☐ Check Point 10

## 上顎インプラントの画像診断 …………………………………………… 78

☐ Check Point 11

## 下顎インプラントの画像診断 …………………………………………… 85

☐ Check Point 12

## 唾液腺やリンパ節の疾患の画像診断 ………………………………… 94

☐ Check Point 13

## 軟組織疾患の超音波画像診断 ………………………………………… 102

☐ Check Point 14

## パノラマとセファロによる症候群の画像診断 ………………… 110

☐ Check Point 15

## 顎骨の炎症の画像診断 ………………………………………………… 117

## 〔基礎編〕　127

□ Check Point 1
### 歯科画像診断の今は昔 ……………………………………………………… 128

□ Check Point 2
### 歯の疾患のデジタル画像診断 …………………………………………… 133

□ Check Point 3
### 歯科用 CBCT 画像診断 …………………………………………………… 139

□ Check Point 4
### 歯科における骨の計測と形態解析 ……………………………………… 146

□ Check Point 5
### 歯科診療の放射線防護の落とし穴 ……………………………………… 154

文 献 ……………………………………………………………………………… 161

編著者・執筆者一覧 ……………………………………………………………… 162

# 〔臨床編〕

- ☐ **Check Point 1** │ パノラマ X 線画像で癌を見つける
- ☐ **Check Point 2** │ 骨折の画像診断
- ☐ **Check Point 3** │ 歯の外傷の画像診断
- ☐ **Check Point 4** │ 顎関節症の MRI 診断
- ☐ **Check Point 5** │ 顎関節関連疾患の画像診断
- ☐ **Check Point 6** │ 埋伏智歯の画像診断
- ☐ **Check Point 7** │ 過剰歯の画像診断
- ☐ **Check Point 8** │ 歯性上顎洞炎の画像診断
- ☐ **Check Point 9** │ 各種上顎洞疾患の画像診断
- ☐ **Check Point 10** │ 上顎インプラントの画像診断
- ☐ **Check Point 11** │ 下顎インプラントの画像診断
- ☐ **Check Point 12** │ 唾液腺やリンパ節の疾患の画像診断
- ☐ **Check Point 13** │ 軟組織疾患の超音波画像診断
- ☐ **Check Point 14** │ パノラマとセファロによる症候群の画像診断
- ☐ **Check Point 15** │ 顎骨の炎症の画像診断

## Check Point 1

# パノラマX線画像で癌を見つける

勝又明敏, 山本亜紀, 神部芳則

歯科の日常臨床で口腔癌に遭遇することは多くないが, パノラマX線画像に「もしかしたら癌?」と思わせる所見があった場合, これを見落とさないことは大切である.

歯肉癌症例の画像所見について, パノラマX線画像で認められる異常像を見ていきたい.

## CASE 1

78歳の女性. 約2週間前に洗顔時に左頰部の腫瘤に気づいた. 様子を見ていたが症状の改善がないため, 近くの病院を受診し, 口腔外科に紹介来院となった.

口腔内所見では6| 遠心から下顎枝前縁にかけて歯肉が膨隆し, 表面がカリフラワー状を呈していた. また, 周囲には硬結を触知した. パノラマX線画像 (1-1) では6| 遠心から下顎枝前縁部に及ぶ境界がやや不明瞭なX線透過像を認め, 「虫喰い状の骨吸収」所見を呈していた.

CT画像 (1-2) では軟組織表示ウインドウで左側下顎骨体から舌側に拡大する40×30 mm大の腫瘤が認められた. 硬組織ウインドウでは, 骨の不整な吸収破壊が認められた. 腫瘤はMRI (1-3) により明瞭に描出され, 下顎骨の病巣に加えて上内深頸領域のリンパ節転移を認めた. 下顎歯肉悪性腫瘍を疑い生検を行い, 扁平上皮癌 (TNM分類 T4N2bM0) と診断されたため, 手術が施行され経過観察中である.

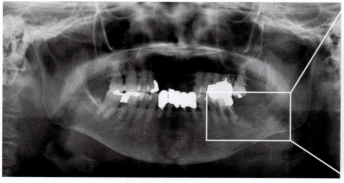 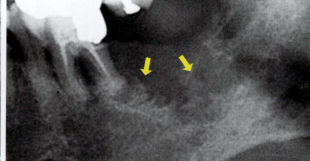

1-1 下顎左側臼歯部歯肉癌のパノラマX線画像
6| 遠心に不整な「虫喰い状の骨吸収」が認められる (⇨)

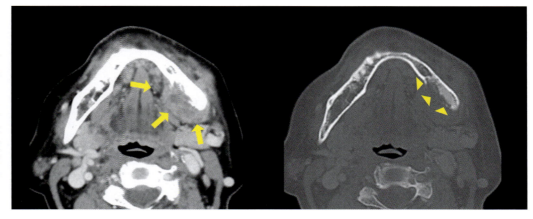

1-2 下顎左側臼歯部歯肉癌のCT画像
造影軟組織ウインドウ画像（左）にて左側臼歯部の舌側に拡大した腫瘍（⇒）を認める．硬組織ウインドウ画像（右）では下顎骨の吸収破壊（▷）が見られる

- 金属補綴物によるアーチファクト（障害陰影）
- 頬側歯肉に拡大した腫瘍
- 下顎骨を吸収破壊している腫瘍
- 腫瘍の頸部リンパ節転移

1-3 下顎左側臼歯部歯肉癌のMRI Gd（ガドリニウム）造影による脂肪信号を抑制したT1強調画像

| CASE 1 | 画像診断のポイント | 虫喰い状の骨吸収 |

　顎骨内にX線透過像が認められたとき，透過像と周囲の骨との境界が滑らかで明瞭であるか，不整（ギザギザ）で正常組織との境界が不明瞭であるかは，診断の重要なポイントである（**図1**）．

　歯科臨床で遭遇することが多い囊胞や良性腫瘍は，病巣が線維性の被膜で覆われているため，ちょうど柔らかい壁にボールを押しつけたような明瞭な境界が形成される．さらに，病変の拡大スピードが遅いため，病巣が骨の幅より大きくなると「皮質骨膨隆」を生じる．

　これに対して，病巣を囲む被膜構造をもたない悪性腫瘍や炎症の病巣は，周囲の骨を，薄くて弱い部分から土農工具で掘るように破壊して吸収する．このために皮質骨の厚い部分や骨梁の太い部分が吸収されずに残り，ギザギザで不整な吸収像となるのである．

[臨床編] Check Point 1

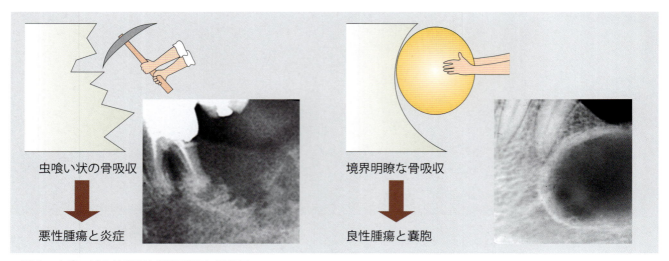

図1　虫喰い状の骨吸収と境界明瞭な骨吸収

## CASE 2

　80歳の女性．5年前に近歯科にて6⏌部にインプラントを埋入，その後メインテナンスを行っていたが，約1カ月前頃より同部に疼痛を自覚した．インプラント周囲炎を疑い近くの歯科で消炎処置を開始したものの，骨の吸収像を認めたため，精査目的に口腔外科に紹介受診となった．

　口腔内所見では，5⏌および6⏌部インプラントの周囲に発赤とびらんを認め，歯根およびインプラント体の一部が歯肉表面より露出していた．また，同部歯肉には著明な接触痛があった．パノラマX線画像（**2-1**）では下顎左側臼歯部に境界が不明瞭な骨吸収像が見られた．インプラントの隣の5⏌には「歯根膜腔の消失」が認められた．CT画像およびMRI（**2-2**）では，インプラント周囲の骨に長径約20 mmの辺縁不正な骨吸収・破壊像があり，顎骨を中心に拡大する弱い造影効果を伴う腫瘤を確認した．

　生検の結果，下顎左側歯肉癌（扁平上皮癌）と診断．腫瘍切除術，下顎骨区域切除術，頸部郭清術および硬組織再建が施行され，現在は経過観察中である．

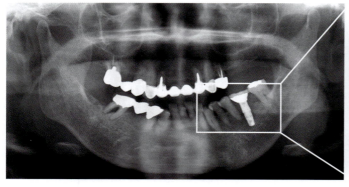
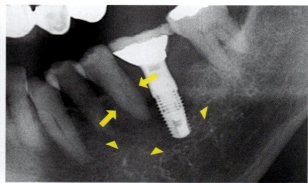

2-1　下顎左側臼歯部のインプラント周囲の歯肉癌
　　　5⏌に「歯根膜腔の消失」（⇨）が認められ，周囲の骨が不整に吸収破壊されている（▷）

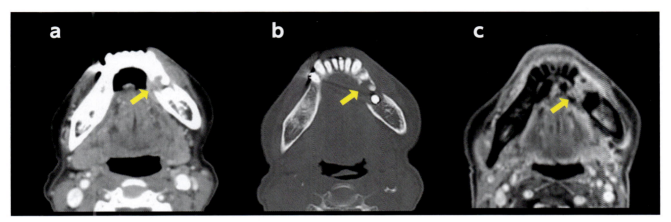

2-2 下顎インプラント周囲歯肉癌のCT画像とMRI
　造影軟組織ウインドウCT画像（a），硬組織ウインドウCT画像（b），およびGd（ガドリニウム）造影脂肪抑制T1強調MRI（c）．それぞれの画像で下顎骨の腫瘍（⇒）が認められる

## CASE 2　画像診断のポイント　歯根膜腔消失

　CASE 2では，CASE 1と比較して腫瘍が小さいこともあり，「虫喰い状の骨吸収」所見があまり明瞭でない．CASE 2のパノラマX線画像で注目していただきたいポイントは，正常な場合は|5の歯根周囲にX線透過像としてあるべき「歯根膜腔」，およびX線不透過像を示す「歯槽硬線」と呼ばれる解剖構造が消失していることである（図2）．この「歯根膜腔消失」所見は，腫瘍が急速に歯槽骨を吸収破壊することで生じる．

　|5には齲蝕や根管治療の形跡がなく，根尖性歯周炎による歯根膜腔の変化とは異なることがわかる．また悪性腫瘍では，エナメル上皮腫で見られるような「ナイフカット状の歯根吸収」が生じない．これは，悪性腫瘍による骨吸収破壊のスピードが速いために，歯根が吸収されずに「食い残されて」しまうものと解釈できる．

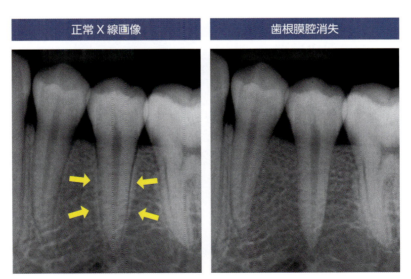

**図2**　歯根膜腔と歯槽硬線の消失
　正常なX線画像（左）に認められる歯根膜腔と歯槽硬線（⇒）が消失した状態のX線画像（右）（人為的に加工した画像）

# CASE 3

　86歳の女性．2カ月前，義歯の装着時に右上の歯肉に痛みを自覚した．その後も痛みの改善がないため，1カ月前にかかりつけ歯科を受診，上顎右側歯肉に潰瘍を認めたため，口腔外科に紹介受診となった．

　口腔内所見では，5～1｣相当部に表面が潰瘍に覆われた肉芽様の病変を認めた．パノラマX線画像（3-1）で上顎歯列は前歯のみ残存．3｣遠心より6｣部にかけて歯槽骨のX線透過性が亢進しており，上顎洞底線がやや不明瞭となっている．上顎右側を仔細に観察すると，3｣遠心に「歯根膜腔消失」の所見も認められる．CT画像（3-2）およびMRIでは，上顎正中から臼歯部に及ぶ最大径60 mm大の腫瘤形成を認めた．上顎前歯の歯槽骨は唇側より著明に吸収され，臼歯部では上顎洞壁が粗造となっている．生検の結果，扁平上皮癌と診断され，上顎骨の切除術が施行され経過観察中である．

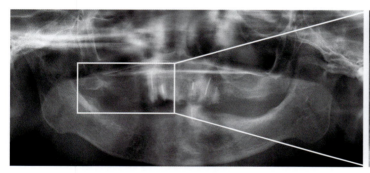
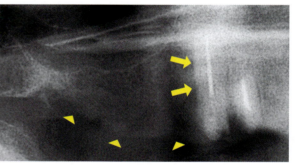

3-1　上顎右側臼歯部歯肉癌のパノラマX線画像
　3｣遠心に「歯根膜腔の消失」が認められる（⇨）．臼歯部顎堤のX線透過性が亢進している（▷）

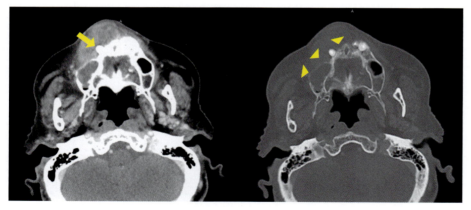

3-2　上顎右側臼歯部歯肉癌のCT画像
　造影軟組織ウインドウ画像（左）にて3｣（⇨）周囲に腫瘤を認める．硬組織ウインドウ画像（右）では3｣周辺の骨の「虫喰い状」吸収破壊（▷）が見られる

---

| CASE 3 | 画像診断のポイント | 上顎洞の所見 |

　CASE 3のパノラマX線画像で注目すべき所見は複数あげられる．一つは3｣の「歯根膜腔消失」所見である．これを足がかりとして臼歯部の歯槽骨と上顎洞底を左右で見比べると，右側顎堤（歯槽骨）のX線透過性が亢進していることがわかる．上顎の歯槽

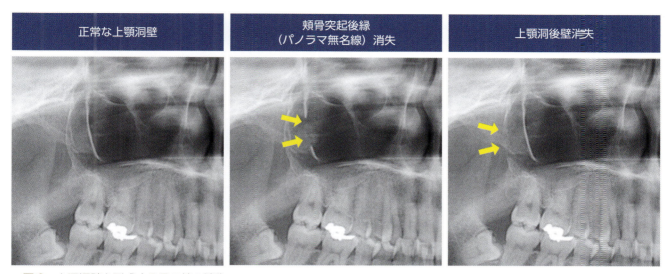

**図3** 上顎洞壁を形成する骨の線の消失
上顎洞の正常なX線画像（左）に認められる頬骨突起後縁（中）と上顎洞後壁（右）が消失（⇨）したパノラマX線画像（人為的に加工した画像）

骨は，そのままなだらかに骨口蓋に移行するため，下顎骨のように明瞭な「虫喰い状の骨吸収像」は見えにくくなるので，注意深く観察する必要がある．

もう一つ，上顎の腫瘍で気をつけたいポイントは，上顎洞を構成している「壁」の消失，あるいは不明瞭化である．パノラマX線画像診断では，上顎洞底，鼻腔側壁（内側壁），上縁（眼窩下縁），後壁，およびパノラマ無名線（頬骨突起後縁）といった上顎洞を構成している白い骨の線が，切れ目なく認められることを確認していただきたい．上顎洞壁の線が見えづらいときには，反対側の上顎洞と慎重に比較しながら確認するのが良い．

**CASE 3**のように上顎洞壁が粗造となっている所見が認められたら，上顎洞壁が消失する（見えなくなる）手前の段階の可能性がある．もしも**図3**のような「上顎洞壁の欠損」が認められたら，歯科用CBCT画像などで確認すべきである．CT画象で確認すべき所見は，上顎洞壁の骨が本当に欠損しているか，および本来は空気があるべき上顎洞内に軟組織の病巣が充満していないかである．

# CASE 4

53歳の男性．数年前に舌癌手術の既往がある．4カ月前には異常所見を認めなかった $\overline{5\ 6}$ 部の頬側辺縁歯肉に，肉芽様の腫瘤が生じ，舌側歯肉は発赤および腫脹を示して波動を触知する状態であった．4カ月前および現在のパノラマX線画像を**4-1**に示す．歯肉癌発症前のパノラマX線画像では下顎左側に異常な骨吸収を認めない．4カ月後の下顎歯肉癌手術直前に撮影されたパノラマX線画像では，前歯から $\overline{6}$ にかけて辺縁不整な骨吸収を認め，歯槽骨の支えを失った $\overline{3\ 4}$ が「浮遊歯」の状態で観察された．

舌側歯肉の膿瘍に対する切開排膿と同時に生検を施行したところ，扁平上皮癌の診断で腫瘍摘出術，舌と下顎骨の再建術が施行された．

[臨床編] Check Point 1

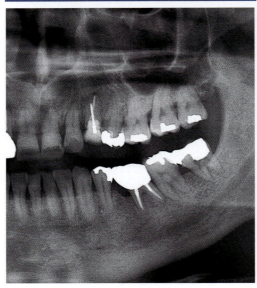
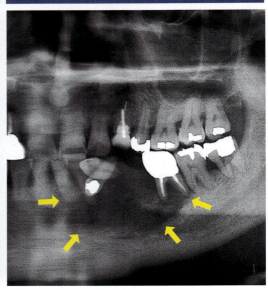

下顎歯肉癌手術4カ月前 ／ 下顎歯肉癌手術直前

**4-1 急速な骨の吸収破壊と浮遊歯**
歯肉癌発症前（左）は異常な骨吸収を認めない．下顎歯肉癌手術直前（右）には，辺縁不整な骨吸収（⇨）を認め，3 4 が「浮遊歯」になっている

## CASE 4　画像診断のポイント　浮遊歯

　CASE 4 では，4カ月前に異常のなかった下顎左側の歯槽骨が大きく吸収破壊され，歯槽骨の支えを失った 3 4 が「浮遊歯」となって大きく傾いている．浮遊歯は，悪性腫瘍の骨破壊が急速に進行するために生じる代表的な異常所見である．硬結を伴う潰瘍やカリフラワー状の腫瘤などの特徴的な臨床所見を認めず，歯が急に動揺し始めた場合にも，癌の可能性を考える必要があろう．

　CASE 4 のように下顎骨に癌の原発病巣がなくとも，顎骨に転移した腫瘍が骨吸収を生じる場合があるので，癌の既往がある患者のパノラマX線画像診断では慎重な読影を行いたい．また，舌や喉など顎骨に近い臓器の悪性腫瘍だけでなく，離れた部位に生じる乳癌や前立腺癌にも顎骨に転移するケースがあることに注意する必要がある．

## Check Point 2

# 骨折の画像診断

勝又明敏, 作山 葵, 山川道代, 神部芳則

　顎顔面骨折の原因として最も多いのは交通事故であるが, 患者が事故の状況をはっきり覚えていない場合もある. まずは口腔内と顔面をしっかり診察して, 受傷状況を把握することが大事である. 外傷においても, 画像診断の出発点はパノラマX線撮影である. 診察結果とパノラマX線画像を検討して骨折が疑われる場合, かつては後頭前頭 (PA) 方向, Waters法, 頭部軸位撮影などの単純X線写真を綿密に読影して骨折を診断したが, 今ではただちに全身用CT撮影に進む場合が多い.

　パノラマX線画像で顎骨骨折を認めず, 歯の破折や脱臼が疑われる症例では, 歯の破折や歯槽骨骨折を口内法X線撮影や歯科用コーンビームCT (CECT) で精査する.

## CASE 1

　42歳の男性. 自動車運転中に対向車と正面衝突した. 両側肺挫傷, 右鎖骨骨折および胸骨骨折に加えて顎顔面の骨折が認められたため, 全身状態が落ち着いた段階で口腔外科へ紹介受診となった. 身体所見では右顔面腫脹と開咬を認めたが, 口唇の閉鎖不全や変形は認めなかった. 画像検査ではパノラマX線画像 (1-1) および3DCT画像 (1-2) により, 右側下顎骨骨折 (下顎角部), 上顎骨 Le Fort Ⅰ＋Ⅱ－Ⅲ型骨折, および鼻骨・篩骨・眼窩骨折と診断された. CT画像 (1-3) では, 上顎洞内へ充満する出血や骨片, および軟組織内の気腫も認められた.

　治療にあたり, 術前に上下顎の顎内固定を行い, ゴム牽引を行った. また, 口腔外からのアプローチによる右側下顎骨骨折 (下顎角部) および上顎骨折の観血的整復術が施行された.

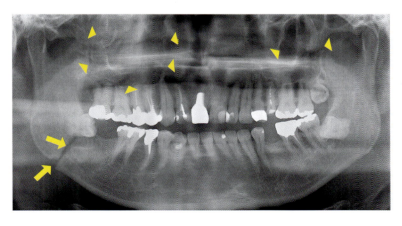

**1-1** 上下顎骨骨折のパノラマX線画像
　下顎骨では右側下顎角に明瞭な骨折線を認める (⇨). 上顎骨では右側上顎洞の周囲をはじめとして, 多数の骨折線が観察される (▷)

[臨床編] Check Point 2

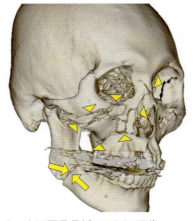
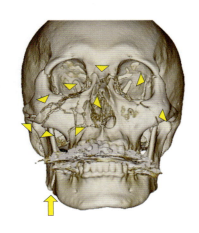

**1-2 上下顎骨骨折の3DCT画像**
3D画像では右側下顎角の骨折（⇒）はもとより，左右上顎骨の複雑な骨折がはっきりと確認できる（▷）

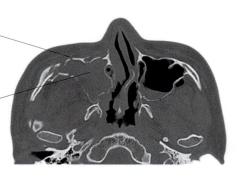

上顎骨レベル（上顎洞壁の骨折／洞内に充満した出血と骨片／口腔内の傷から軟組織内に侵入した気泡（気腫））

頬骨弓レベル（上顎洞壁の骨折／洞内に充満した出血）

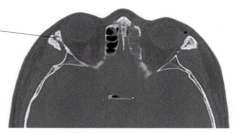

眼窩レベル（眼窩外側壁の骨折）

**1-3 上顎骨骨折の軸位断面CT画像**
CT画像の断面像では，骨折線の他にも上顎洞内に充満した出血や軟組織内の気腫も診断する

## CASE 1　画像診断のポイント　　上顎骨折の Le Fort 分類

Le Fort（ルフォー）は，上顎の骨折を以下の3つのタイプに分類している（**図1**）．

Ⅰ型：硬口蓋を含む上顎の横断骨折

Ⅱ型：ピラミッド状（錐体型）骨折

Ⅲ型：顔面骨が頭蓋底と分離する型の骨折

模式図と完全に同じ骨折が生じることは少なく，左右側のどちらか一方のみ骨折するケースも多い．**CASE 1** は，Le Fort ⅠからⅢ型の要素をすべて含んだ，複雑で重症の骨折であることがわかる．

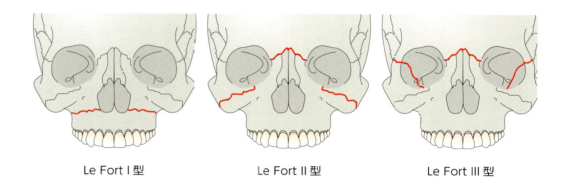

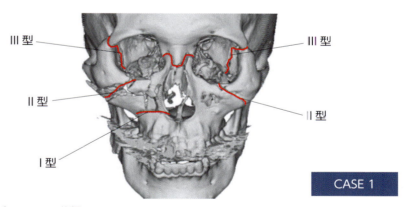

**図1**　上顎骨折の Le Fort 分類
　　　CASE 1 の上顎骨折は，Le Fort Ⅰ，Ⅱ，Ⅲ型を含んでいる

# CASE 2

　66歳の女性．自宅で転倒して顔面を強打した．身体所見では右顔面が腫脹しており，開口量が1.5横指と開口制限が認められた．咬合の偏位はなく口腔内に損傷も認められなかった．

　パノラマX線画像（2-1）では頬骨弓の形態が左右非対称であったほかは，明瞭な骨折線を確認できなかった．CT画像（2-2）では，頬骨弓と上顎洞前壁に骨折が認められた．腫脹が消退した1週間後に，大きな顔貌陥凹を認めなかったため，保存的治療の方針となり経過観察を行い，開口量や眼窩下神経麻痺も改善したため終診となった．

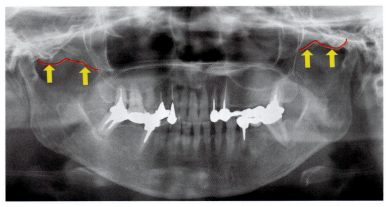

**2-1** 上顎骨・頬骨弓骨折のパノラマX線画像
　左右の頬骨弓が非対称に見えることに注意（⬆）．上顎骨の明瞭な骨折線は観察しづらい

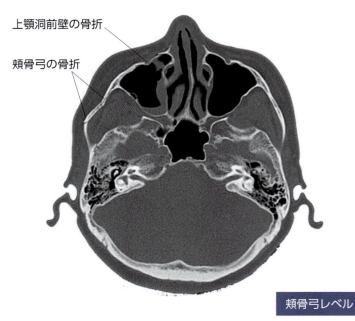

**2-2** 頬骨弓骨折の軸位断面CT画像
　骨折による顔面変形は小さく，上顎洞内は含気腔も健常に認められる

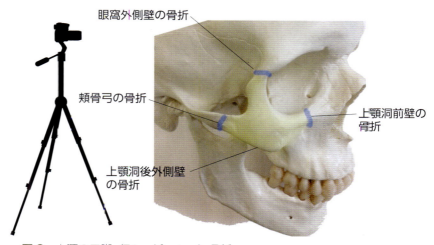

**図2** 上顎の三脚（Tripod fracture）骨折
　　　上顎洞前壁，上顎洞後外側壁，眼窩外側壁，頬骨弓の骨折により頬骨突起が一塊となって陥没する骨折

### CASE 1, 2　画像診断のポイント　上顎の三脚（Tripod fracture）骨折

　頬骨を打撲すると「三脚骨折」と呼ばれる頬骨複合体の骨折を生じることが多い（図2）．これは，上顎洞前壁，上顎洞後外側壁，眼窩外側壁，頬骨弓の骨折により，頬骨突起が一塊となって陥没するものである．ただし，上顎洞前壁，眼窩外側壁および頬骨弓の骨折線は，撮影範囲と断層域の関係からパノラマX線画像では見えないことが多い点に，注意が必要である．

# CASE 3

　29歳の男性．10日くらい前に自宅で転倒し，顎を強打した．出血と腫脹があったが放置していたところ，数日経っても痛みが消退しないため，近医を受診した．パノラマX線画像検査にて骨折と診断され，口腔外科に紹介となった．

　身体所見では，両顔面が腫脹，口唇も腫脹し，擦過傷が数カ所あり，開口障害も認めた．左側下顎角部および下顎右側前歯部に圧痛が認められた．パノラマX線画像（3-1）で左側下顎角部骨折を認めた．前歯部では，3｜歯根膜腔の拡大を認めるほかは，明瞭な異常所見を認めなかった．CT画像（3-2）では左側下顎角部と｜3部の骨折が認められたが，骨片の大きな変位は認めなかった．治療としては，入院のうえ観血的整復術が施された．

［臨床編］Check Point 2

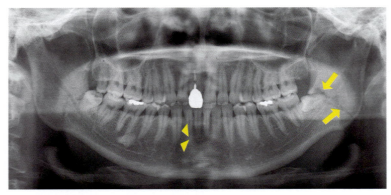

3-1 下顎骨骨折のパノラマX線画像
　　左側下顎角に明瞭な骨折線を認める（➡）．3̄|近心の歯根膜腔拡大（▷）が観察されるが，骨折の有無は明確でない

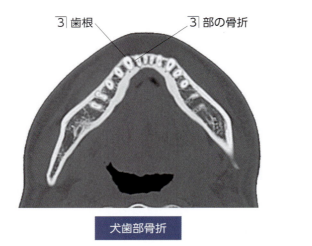

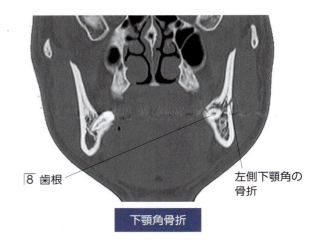

3-2 下顎骨骨折のCT画像
　　前歯部の骨折を示す軸位断面（左）および下顎角の骨折を示す冠状（前額）断面（右）．どちらも骨片の変位は認めないが，骨折線に歯根が含まれている

## CASE 3　画像診断のポイント　下顎骨の骨折線

　パノラマX線画像における下顎の骨折線は，上顎と比べて見つけやすい．しかし前歯部では，パノラマ断層域が狭いことによるボケが大きく，骨折線も不明瞭になることが多い．また，骨折線が歯根と重複する場合にも発見されにくくなる．そのような場合，骨折線に含まれる歯根に「歯根膜腔拡大」が認められることがあるので，打診痛などの症状がある歯を中心として歯根膜腔をチェックする．

　下顎骨の骨折をパノラマX線画像で見ると，少し離れて下顎骨を縦断する複数の骨折線を認めることがある（図3）．このようなケースは，1カ所の骨折で頬側と舌側皮質骨の骨折線が，あたかも2カ所に骨折があるように見えていることが多いため，注意が必要である．

骨折の画像診断

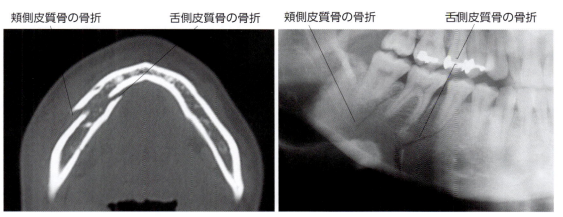

**図3** 下顎骨の2本の骨折線
　下顎骨骨折のパノラマX線画像では，頬側と舌側皮質骨の骨折が近遠心的にずれて2本の骨折線として見えることがある．2カ所に骨折があるわけでないことに注意

# CASE 4

　77歳の女性，骨粗鬆症がある．階段で転倒してオトガイ部を強打した．右膝蓋骨骨折を認めたため，まず整形外科を受診した．右膝蓋骨骨折については保存療法となり，下顎骨骨折に対する精査加療目的に口腔外科に紹介となった．

　患者は車椅子にて受診．開口時に左顎関節から下顎角付近の疼痛を訴えたが，圧痛は確認できず咬合のズレも認めなかった．パノラマX線画像（4-1）では，両側下顎頸部に骨折線の存在が疑われた．CT画像（4-2）の冠状断面像にて両側下顎頸部の連続性が失われていることから骨折が確認された．右側の下顎頭がわずかに内側前方に傾斜していたが，左側の下顎頭には骨片の変位が認められなかった．咬合のズレが認められないため保存的対応とし，その後，疼痛改善して最大開口量も十分得られたため，終診となった．

### CASE 4　画像診断のポイント　下顎頭の介達骨折

　顎関節の骨折は，オトガイなど離れた場所を打撲した際の応力集中によって生じる「介達骨折」であることが多い．そのため，外傷の症例では打撲の部位にかかわらず，開口障害や顎関節の開口時痛・圧痛を確認することが大切である．下顎頭の骨折線はパノラマX線画像で発見が難しいケースも多いので，関節の圧痛などの症状があればCT画像で確認すべきである．また，軸位断面のCT画像では見づらい骨折もあるので，冠状断面のCT画像で骨折の走行と「小骨片」となった下顎頭の変位の有無と程度をチェックする（図4）．

　小骨片となった下顎頭は外側翼突筋に牽引されて内側前方に変位することが知られているが，顎関節を包む線維性結合組織の膜である「関節包」が破綻していない骨折では下顎頭の変位も少ない．このようなケースでは，保存的な処置でも関節の形態と機能が

［臨床編］Check Point 2

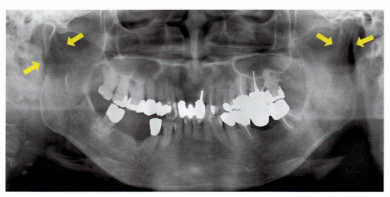

4-1 下顎頭骨折のパノラマX線画像
左右下顎頭の頸部に骨折線を認める（⇨）．下顎頭の位置や形態に大きな変化は見られない

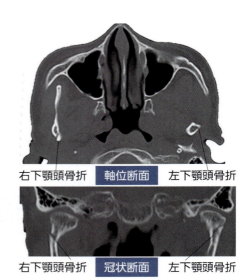

4-2 下顎頭骨折のCT画像
軸位断面では骨折線が不明瞭だが，冠状断面では左右下顎頭頸部の骨折線の走行が確認できる

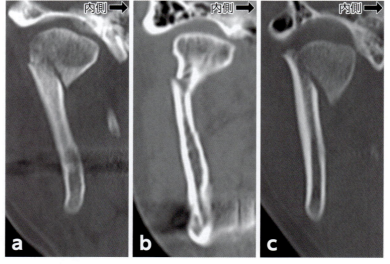

図4 下顎頭小骨片の変位
外側翼突筋の牽引による下顎頭小骨片の変位があまりない例（a），わずかに変位がある例（b），および変位の大きな例（c）

保たれることが多い．一方，骨折部位の断端が関節包から飛び出したようなケースでは，外科的な処置を施さなければ関節の形態と機能を保つことが難しくなる．

顎関節外傷の既往がある症例では，外科的治療の有無にかかわらず，注意深い経過観察が必要である．受傷後しばらくして下顎頭に骨吸収を生じて咬合のズレが起きたり，骨折部位が偽関節となり開閉口の異常が見つかったりすることもある．経過観察の画像検査は半年に1回程度のパノラマX線撮影が良い．バイトブロックなどを用いない「咬合位」でパノラマX線撮影して下顎頭の骨形態や上下顎歯の咬合関係が変化していないかを観察し，変化を疑う所見があれば歯科用CBCT画像などで確認するのが良い．

## Check Point 3

# 歯の外傷の画像診断

勝又明敏, 神部芳則

　歯の破折は日常的に遭遇する歯科疾患であり, 画像診断が重要な役割を果たす. 打撲などにより顎顔面に外傷を負った患者が来院したとき, 歯列と顎骨を総覧的(全体的)に観察する目的で, まずパノラマX線撮影を行う. パノラマX線画像と臨床所見により顎骨骨折が認められずに歯の破折や(亜)脱臼が疑われる場合は, 主に口内法X線撮影による画像検査が進められる. 近年はこれに歯科用コーンビームCT (CBCT) が加わり, 歯の損傷を三次元的に観察できるようになった.

　しかし臨床現場では, 口内法X線画像や歯科用CBCT画像で歯根破折が明瞭に描出されないケースにも遭遇する.

## CASE 1

　19歳の男性. 3年ほど前にクラブ活動の野球ボールが上顎前歯に当たり, 歯の動揺と歯肉出血を生じたため来院した. 3年前の初診時に撮影されたパノラマX線画像 (1-1a) では明瞭な歯根の破折線を認めなかったので, 上顎前歯の亜脱臼の診断で固定が行われた. その後, 特に症状なく経過したが, 数日前から 1| が動揺するようになり, 大学病院に再来院した. 口内法X線画像 (1-1b) では 1| 歯根の半分程度が周囲の骨と癒着し, 吸収されていることが確認された.

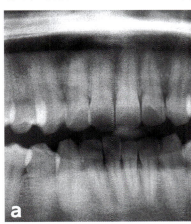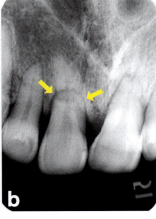

**1-1** 上顎前歯打撲直後のパノラマX線画像と3年後の口内法X線画像
　受傷時のパノラマX線画像 (a) では歯根破折が確認できない. 3年後の口内法X線画像 (b) では 1| に明瞭な歯根破折線を認める (⇨). 歯根の根尖1/2は, 周囲の骨と癒着して吸収が進み不明瞭となっている

[臨床編] Check Point 3

# CASE 2

　35歳の女性．4年ほど前に転倒したときに顔面を打撲して，1| が脱落した．脱臼の診断で抜髄後に 1| の再植と固定が行われたという．経過観察を続けていたが，数カ月前から徐々に上顎前歯の動揺が大きくなってきたように感じたため来院した．口内法X線画像（2-1）では，歯冠と根管充填物を残して根全体が吸収され，ほぼ消失している所見が認められた．また，二等分面法で撮影された画像で 1| の歯根の輪郭が不整に見えたため，X線の垂直的な入射角度を浅くして「歯頸部投影」を試みたところ，1| の歯根破折が見つかった．

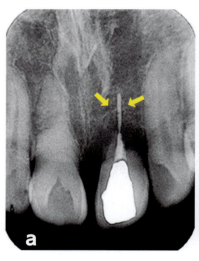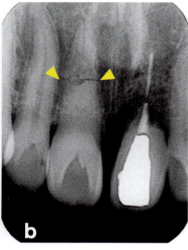

2-1　上顎前歯の口内法X線画像
　二等分面法（a）の画像では 1| の歯根吸収（⇒）は明瞭であるが，1| の歯根破折線はよく見えない．X線の入射角度を浅くして歯頸部投影（b）にすると，1| の歯根破折線が明瞭に確認できる（▷）

| CASE 1, 2 | 画像診断のポイント | 歯の外傷と歯根の吸収 |

　生体には，役に立たなくなった「廃用」組織を吸収する作用がある．CASE 1 で破折した根尖が吸収されたのも，生体が，破折した根尖が歯冠に加わる咬合力を支える役に立たない廃用組織であると判定したためであろう．このような廃用性の歯の吸収は，萌出することなく顎骨内に長期間留まっている埋伏歯に認められる吸収と同じ機序と考えられる．

　これに対して CASE 2 の歯根吸収は，脱落した歯が再植されて咬合に参加しているにもかかわらず吸収されたものであるから，廃用組織の吸収ではない．この場合は，過去に歯根膜組織が破壊されて脱落した歯に対し，生体の免疫機能が「異物である」と誤って認識したために吸収が生じたのではないだろうか？　外傷を受けた歯には，このような「突発的な歯根吸収」を生じる場合があることに注意が必要である．

| CASE 2 | 画像診断のポイント | 口内法X線画像で見えにくい歯根の破折線 |

　骨折や歯の破折はX線透過性の（黒い）「骨折線」や「破折線」により診断される．このX線透過性の「線」は，折れた硬組織の断端（骨片あるいは歯片）の間に液体や軟

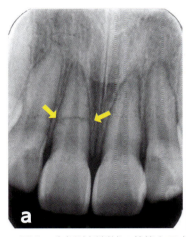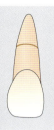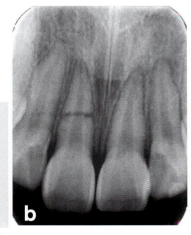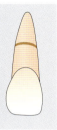

**図1** 歯根破折断端の状態と口内法X線画像
歯の破折の断端が密着している場合（a），歯根破折線は不明瞭となる（➡）．断端が離れている場合（b）は破折線が明瞭に見える

組織が入りこんで隙間ができることで，X線画像に現れる．このため，破折した骨や歯根の断端が密に接している場合は，X線画像で明瞭な破折線を形成しないことに注意が必要である（**図1**）．

口内法X線撮影で歯根破折を診断する場合，歯を正面から撮影した「正方線投影」の画像に加えて，近心あるいは遠心方向にずらした位置からX線を入射する「偏心投影」，あるいは垂直（上下的）に違う角度からX線を入射して撮影した口内法X線画像を見比べながら診断すると良い．なぜなら，X線束と破折線の角度によって破折線の見え方が違ってくるからである．たとえば，**2-1** に示した **CASE 2** の |1 の破折線は，歯頸部投影法でよく見えて二等分面法では不明瞭になる．

## CASE 3

22歳の女性．転倒時に上顎前歯部を打撲して歯肉より出血を生じ，上下歯の咬合が変化したと訴えて来院した．口内法X線画像では，|1 が歯冠の1/2ほど沈下しており，正常な歯根膜腔も認められず，「陥入脱臼」と診断された．外来でただちに整復固定し，3カ月後に固定を除去した．

受傷6カ月後の口内法X線画像（**3-1**）では，歯根の破折や吸収は認められないが，隣の |2 のような正常な歯根膜腔構造は観察されなかった．|1 の歯根吸収，あるいは失活による根尖病変形成に留意しながら，経過観察を続けている．

## CASE 4

48歳の女性．数カ月前に前歯で硬いものを咬んだら下顎前歯の切端がわずかに欠け，その後しばらく痛かったという．口腔内所見では，|1 は歯冠が変色しており，電気歯髄診に反応しなかった．口内法X線画像（**4-1**）では，|1 根尖を含む直径8 mm程度の境界明瞭で円形のX線透過性病変が認められた．

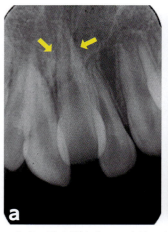 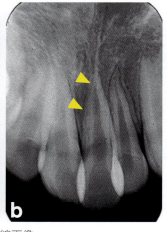 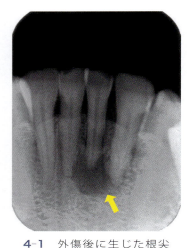

3-1　陥入脱臼歯の口内法Ｘ線画像
　受傷直後の口内法Ｘ線画像（a）では 1| が陥入している（⇨）．治療6カ月後の画像（b）で， 1| の陥入は整復されているが，正常な歯根膜腔は見られない（▷）．

4-1　外傷後に生じた根尖病変
　|1 根尖を含むＸ線透過性の病変を認める（⇨）

### CASE 3, 4　画像診断のポイント　歯髄の生死はＸ線撮影でわからない

　外傷歯の予後に大きく影響するのは，歯髄の生死である．歯が脱落したケースを除くと，受傷直後に電気歯髄診などで歯髄の生死を判定するのは難しい場合が多い．筆者らも，受傷直後には電気歯髄診に反応しなかった歯が，しばらく日数が経つと電気歯髄診に反応するようになったケースを経験している．件数は多くないが，CASE 4 のように外傷による失活を発端として，根尖病変が形成されるケースもあることに注意が必要である．

# CASE 5

　57歳の女性．数週間前から 7| の咬合痛と歯肉腫脹を覚え，大学病院に来院した． 7| はブリッジの支台で8年ほど前に治療を受けたという．パノラマＸ線画像（5-1）では， 7| 歯根周囲のＸ線透過像が認められ，歯根が縦に破折している可能性が疑われた．ＣＴ（全身用）撮影（5-2）を行ったところ，頬舌方向の歯根破折が確認された．

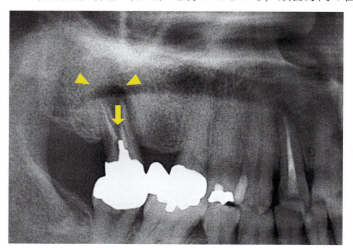

5-1　歯根破折のパノラマＸ線画像
　 7| の歯根は縦に破折していることが疑われる（⇨）． 7| の歯根を取り囲む歯周膿瘍のＸ線透過像（▷）と根尖周囲の骨硬化像を認める

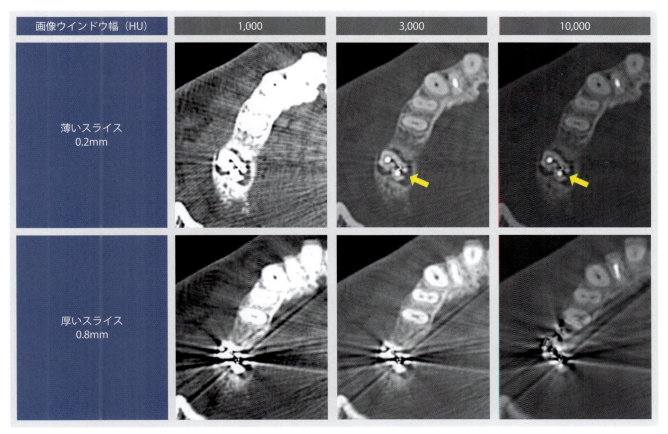

**5-2** ⁷|歯根破折のCT画像
狭いウインドウ幅のCT画像では根管充填物（ガッタパーチャ）のアーチファクトにより破折（⇒）が観察しづらい．また，薄いスライス（上段）よりも厚いスライス（下段）の画像のほうが，アーチファクトの影響が大きくなる

### CASE 5　画像診断のポイント　根管充填材のアーチファクトに注意

　根管充填に用いるガッタパーチャポイントは，X線不透過性が大きい．そのため，太いポイントになるとCT画像上で金属顔負けの強いアーチファクトを生じることがある．そのような場合はCT画像のウインドウ幅と（再構築画像の）スライス厚さの調節でアーチファクトの影響を軽減できることがある．

　一般的に，ウインドウ幅を大きくすると画像全体のコントラストは低くなるが，アーチファクトの影響を軽減できる（全身用CTの場合，ハンスフィールド値（HU）3,000以上が目安）．

　また，CT画像の複数スライスを重ね合わせてスライス厚さを大きくする（0.2～0.3 mmのスライスを3～6枚程度重ねて平均する）と，ノイズが軽減されて軟組織が見やすくなる．しかし，アーチファクトに関しては，スライスを厚くすると影響が大きくなる場合があるので注意が必要である．

[臨床編] Check Point 3

# CASE 6

　48歳の女性．6⌋の咬合痛と歯肉腫脹を主訴に来院した．口内法X線画像（**6-1**）では，無髄歯である6⌋の遠心根を取り囲む骨吸収が認められた．また，6⌋金属冠直下の歯頸部付近に遠心根を横断する破折線の存在も疑われる．歯根破折と歯槽骨吸収の精査のために歯科用CBCT検査が施行されたが，CT画像（**6-2**）では金属アーチファクトの影響が大きく，破折線を確認することができなかった．

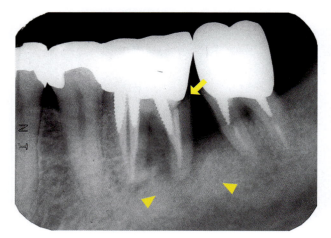

**6-1** 6⌋歯根破折の口内法X線画像
　無髄歯である6⌋遠心根は，歯頸部で破折していることが疑われる（⇨）．6⌋遠心根周囲には，広範囲な骨吸収像および骨硬化像が認められる（▷）

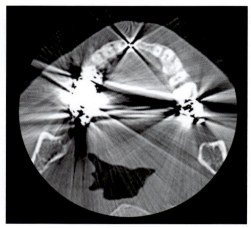

**6-2** 6⌋歯根破折のCT画像
　複数の金属冠および根幹ポストのアーチファクトにより，歯根破折は観察できない

---

### CASE 6　画像診断のポイント　CTで見えにくい歯根破折

　CASE 6 の場合，破折の位置から見て，金属冠や根管ポストの影響でとても大きなアーチファクトが生じることが予測できる．観察したい領域に金属冠や根管治療が1歯だけある場合は，アーチファクトがあっても歯根と歯槽骨を確認できるが，連続して2歯以上に金属冠やメタルコアがある場合は，読影困難になるケースが多い．筆者らは，観察したい領域に2歯以上の連続した金属冠や根管治療がある場合は，なるべくCT撮影を控えるようにしている．

　アーチファクトの影響以外でも，「CTで見えにくい歯根破折」のケースが二つある．一つはすでに述べたように破折した根の断端が密着している場合である．もう一つは，破折線の走行がCT画像を観察する平面と平行になっている場合である（**図2**）．外傷歯の画像診断は，口内法X線画像と歯科用CBCT画像を用い，細かな点に気を遣って検査を進めることが必要である．

歯の外傷の画像診断

軸位断面（Axial）に平行な破折

矢状断面（Sagittal）に平行な破折

冠状断面（Coronal）に平行な破折

| 軸位断面<br>Axial | 矢状断面<br>Sagittal | 冠状断面<br>Coronal |
| --- | --- | --- |

**図2**　CT画像の断面と歯根破折
　　CT画像では，軸位断面（上段）に平行な破折線は軸位断面像で，矢状断面（中段）に平行な破折線は矢状断面像で，冠状断面（下段）に平行な破折線は冠状断面像で見えにくくなる

## Check Point 4

# 顎関節症のMRI診断

勝又明敏，山川道代，神部芳則

　顎関節の画像検査法（モダリティ）としては，パノラマ顎関節撮影，顎関節規格撮影および歯科用CTがあげられるが，これらは顎関節の硬組織を観察するもので，顎関節症との関連が深い顎関節円板を観察するにはMRI（図1）が必要である．

　歯科医院が専用のMRI装置を購入するのは費用対効果から間尺に合わないが，歯学部附属病院や医科の総合病院はMRIを使用しており，開業医からの依頼で顎関節のMRI撮像に応じている施設も多い．

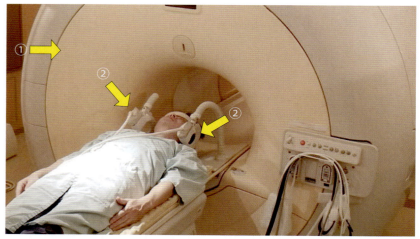

**図1　顎関節のMRI撮像**
　　　MRI装置（1.5テスラ型，➡①）の外観はCTと似ているが，装置内部は強い磁場になっており，患者は金属を身につけないで検査を受ける．
　　　左右の顎関節付近には，撮像用の送受信コイル（➡②）がセットされる

# CASE 1

　19歳の女性．左側顎関節の開口時の雑音を主訴に歯科医院を受信した．自発痛はなく，45 mm の開口が可能であった．近所の総合病院に顎関節の MRI 検査を依頼し，画像を DVD として提供してもらった．歯科放射線専門医が画像診断を行い，以下の「画像所見」と 1-1 に示す「キー画像」を得た．

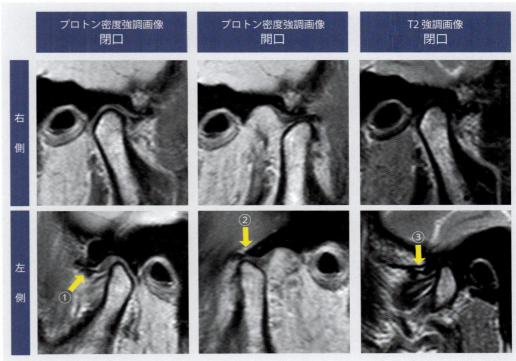

1-1　MRI

### 【画像所見】

　開口および閉口時の顎関節矢状断面MRIです．開口時および閉口時のプロトン密度強調画像および閉口時の T2 強調像が撮影されております．

　左側の顎関節円板は，閉口時に下顎頭の前方に位置しており，前方転位がある所見です（1-1 ➡ ①）．開口時の左側関節円板は下顎頭の真上に復位しており，復位性の顎関節円板前方転位です（➡ ②）．右側の顎関節円板は，閉口時に下顎頭の斜め上方に位置しており，前方転位は認めません．右側下顎頭の開口時の前方移動量も正常と思います．

　T2 強調画像にて左側顎関節の上関節腔に，軽度の関節腔内浸出液（エフュージョン）を認めます（➡ ③）．また，左右とも下顎頭が下顎窩内で上方に位置する印象です．骨の形態に関して，左右側ともに下顎頭の上縁がやや平坦な印象ですが，著明な骨形態の異常ではありません．

　画像診断は，顎関節症病態分類の左側復位性顎関節円板障害（Ⅲ型，前方転位）です．

### 画像診断のポイント　顎関節MRI検査の依頼

　MRI撮像の手順は，CTと比較して複雑である．歯科開業医から総合病院に顎関節の画像診断を依頼する場合，もしも先方に顎関節撮像の経験がなければ，「どのような画像を撮りましょうか？」と質問されることなる．

　**表1**に簡単な顎関節MRI撮像依頼のポイントをまとめたので，他の診療施設にMRI検査を依頼する際の参考としていただきたい．

表1　顎関節MRI検査依頼のポイント

| 項目 | 内容 | 説明図 |
| --- | --- | --- |
| 撮像する断面 | 軸位断面（Axial）画像で見える下顎頭（顎関節）の長軸に垂直な矢状（Sagittal）断面 | 図1 |
| 撮像時の体位（顎位） | 奥歯で咬んだ状態（閉口位），および痛くない範囲で大きく開口していただいた状態（開口位）で撮像 | 図2 |
| 撮像する画像の種類（撮像法） | 閉口位と開口位のプロトン密度強調画像と閉口位のT2強調画像 | 図3 |
| その他 | 撮像領域（FOV）の大きさ…10cm程度<br>断層厚さと枚数…3〜4mmで10スライス程度<br>画像の提供方法…Dicom（DICOM）形式のDVD | 図4 |

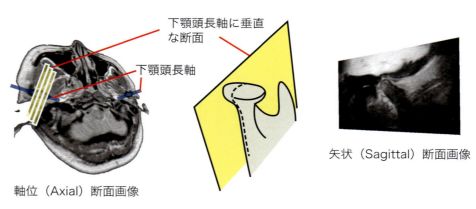

図1　顎関節MRI検査で撮像する断面
　　　顎関節円板を観察するために最もよく用いられるのが，下顎頭長軸に垂直な矢状（Sagittal）断面である．顎関節の長軸に沿った8〜10枚の画像が撮像される

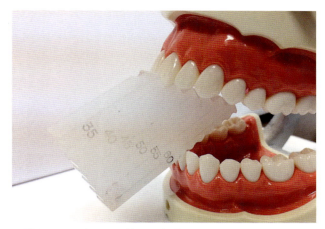

**図2** 開口時の顎関節MRI撮像
開口位のMRI撮像では数分間にわたって口を開け続ける必要がある．自力で開口し続けることは難しいので，磁場に影響を与えない写真のようなプラスチック製の開口器，あるいは束ねた割り箸などを用いる

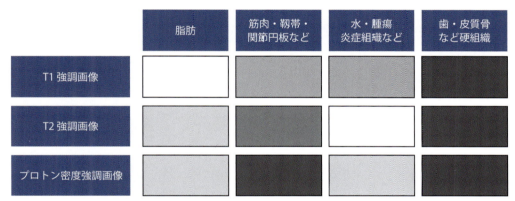

**図3** 主なMRI撮像法における組織（信号強度）コントラスト
プロトン密度強調画像は，周囲組織と顎関節円板のコントラストが高いため，開閉口時の関節円板を観察するために用いられる．T2強調画像は，水が高信号に（白く）描出されるため，関節腔への浸出液貯留（エフュージョン）を診断するために撮像されることが多い

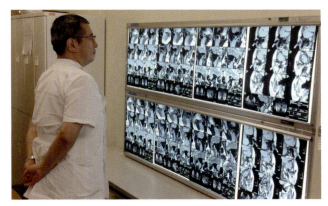

**図4** フィルムにプリントした顎関節MRI
顎関節に対する1回のMRI検査でフィルムに出力した画像を並べて観察するには，写真のような大きなシャーカステンが必要である．ここでは，左右の顎関節それぞれ4種類の画像のフィルム（合計8枚）を診断中である

[臨床編] Check Point 4

## 画像診断のポイント　キー画像の選出と診断の進め方

　MRIの画像診断は，診断に有益な情報を与えてくれる複数の撮像法の画像を見比べながら進められる．顎関節のMRI検査には施設によりさまざまな流儀があると思うが，われわれが顎関節症のMRI診断に最低限必要と考えるのは，骨と関節円板の形態が明瞭に描出される撮像法（例：プロトン密度強調画像）による開口時と閉口時の矢状断面画像，および関節腔に貯留した浸出液が明瞭に観察できる撮像法（例：T2強調画像）による閉口時の矢状断面像の3種類である．

　各撮像法それぞれで8～12枚の断面が撮像されるため，1回の検査で3種類の撮像法を実施した場合，左右で合計約60枚の画像が得られる．これらの画像のうちから，顎関節症の病態が最もよく描出されている「キー画像」が選出されることになる（**図5**）．

　**1-1**は**CASE 1**における「キー画像」と同じ断面の，各種撮像法を見やすく配置したものである（以下，**2-1**，**3-1**も同じ）．

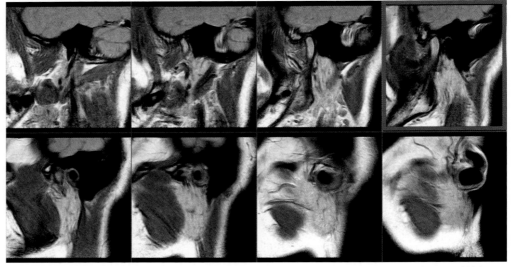

**図5**　顎関節矢状断面の連続断面像（プロトン密度強調画像）
　　左側顎関節が8枚のスライスで描出されている．顎関節円板と下顎頭の関係を明瞭に観察できる□のスライスが，顎関節症診断の「**キー画像**」となる

## CASE 2

　52歳の女性．10年以上前から左側顎関節に開口時のクリック音や軽度の疼痛を自覚していたという．最近口が開きにくくなり，開口路が左に偏位することが自覚されたために，近医を受診した．総合病院に顎関節のMRI検査が依頼された．歯科放射線専門医による「画像所見」と画像（2-1）を示す．

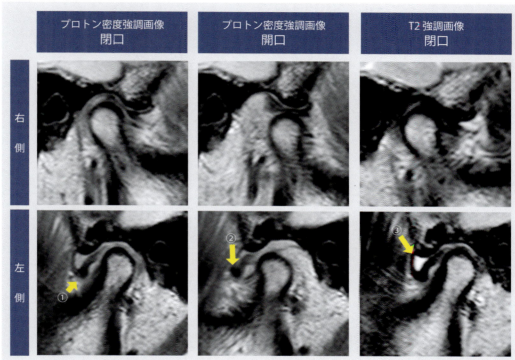

2-1　MRI

**【画像所見】**

　閉口時，左側の顎関節円板が下顎頭の前方に位置しています（2-1 ➡①）．開口時の左側の顎関節円板は下顎頭の上方に復位せず，下顎頭の前方移動を妨げています．典型的な復位を伴わない円板前方転位の所見を示します（➡②）．T2強調画像にて，左側顎関節の上関節腔内の著明な浸出液貯留（エフュージョン）を認めます（➡③）．

　右側顎関節円板は，閉口時および開口時ともに下顎頭の上方に位置し，正常な印象です．右側顎関腔内にはエフュージョンも認めません．

　また，左右側ともに顎関節の骨形態には異常を認めません．画像診断は，顎関節症病態分類の左側非復位性顎関節円板障害（Ⅲ型，前方転位）です．

# CASE 3

　17歳の女性．最近大きく開口すると左側顎関節に雑音と疼痛があるため，近医を受診した．右側の関節には症状がないという．総合病院に顎関節のMRI検査が依頼された．歯科放射線専門医による「画像所見」と画像（3-1）を示す．

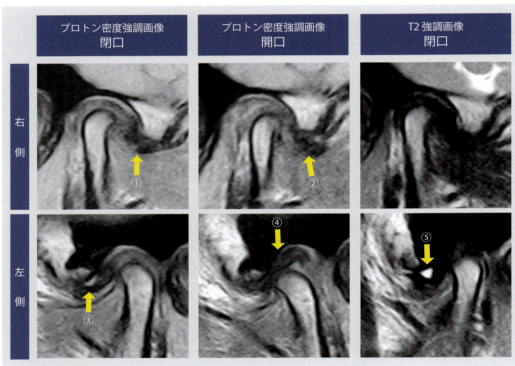

3-1 MRI

【画像所見】
　右側の顎関節円板（3-1➡①）は前方に転位しています．開口時に円板は復位せず，下顎頭の移動量も少ない印象です（➡②）．T2強調像にて関節腔内の液体貯留（エフュージョン）を示す所見を認めません．
　左側の顎関節円板（➡③）は前方に転位，開口時に円板は復位しています（➡④）．開口時の下顎頭の移動量は小さく，関節結節を超えません．T2強調像にて上関節腔内のエフュージョンを示す所見が認められます（➡⑤）．
　主訴の左側顎関節は，病態分類の復位性顎関節円板障害（Ⅲ型，前方転位）です．また，右側顎関節は非復位性顎関節円板障害（Ⅲ型，前方転位）の診断です．

**表2** 顎関節症の病態分類（2013）と診察および検査で見られる所見（本田ほか，2016[1]）より許可を得たうえで一部改変）

| 病態分類 | | 診察および検査で見られる所見 | | | | | |
|---|---|---|---|---|---|---|---|
| | | 医療面接 | 触診 | 開口量と開口経路 | 画像検査 | | |
| | | | | | パノラマ | CT | MRI |
| 咀嚼筋痛障害（Ⅰ型） | | 咀嚼筋に再現性のある機能時痛 | 咀嚼筋に圧痛 | 疼痛による開口制限あり | 顎関節に異常所見なし | 顎関節に異常所見なし | 顎関節に異常所見なし |
| 顎関節痛障害（Ⅱ型） | | 顎関節部に再現性のある機能時痛 | 顎関節部に限局した圧痛 | 強制開口による開口制限なし 開口経路の偏位は基本的になし | | | 関節円板の位置は正常 Joint Effusion が認められることが多い |
| 顎関節円板障害（Ⅲ型） | 復位性 | クリック | クリック | 開口制限は基本的になし 開口経路は患側に偏位後，正中に戻る | | 顎関節の骨変形なし 顎関節腔造影検査で復位性前方転位がみられる | 復位性前方転位がみられる |
| | 非復位性 | クリックが消失した既往 | 患側の下顎運動制限 | 開口制限あり 開口経路は患側に偏位 | | 顎関節の骨変形なし 顎関節腔造影検査で非復位性前方転位がみられる | 非復位性前方転位がみられる |
| 変形性顎関節症（Ⅳ型） | | クレピタスの既往 | 下顎運動制限 高頻度に顎関節部の圧痛 | ケースバイケース | 顎関節の骨変形がみられる | 顎関節の骨変形がみられる | 顎関節の骨変形がみられる 非復位性前方転位が高頻度にみられる |

＊重複診断を承認する
＊顎関節円板障害の大部分は関節円板の前方転位，前内方転位あるいは前外方転位であるが，内方転位，外方転位，後方転位，開口時の関節円板後方転位等を含む
＊間欠ロックの基本的な病態は復位性関節円板前方転位であることから，復位性関節円板障害に含める

## 画像診断のポイント 顎関節症の病態分類と診察および検査で見られる所見

　1998年に日本顎関節学会が「顎関節症における各症例の診断基準」を発表した．これは咀嚼筋障害や円板転位などの病態と代表的な臨床症状とを結びつけた，単純でわかりやすい症型分類であったため，臨床・教育に広く普及した．しかし，複数の症型にまたがる「重複診断」が認められないなどの問題もあり，2013年に新たな「顎関節症の病態分類」が発表された．旧分類法では，急性の開口制限と開口時の疼痛がある症例は円板転位非復位型（Ⅲb型）と分類されていたが，新分類法の診断は「関節痛障害および非復位性円板転位」となり，重複診断が可能になった．さらに咀嚼筋の疼痛を訴える場合は，「咀嚼筋痛障害，関節痛障害および非復位性円板転位」と記述できることになり，重複した病態にあわせて幅広い治療法の選択が考えられるようになった．

　表2は，顎関節症の病態分類（2013）と診察および検査で見られる所見をまとめたものである．新しい病態分類では，画像検査としてMRIの役割が大きくなっている．すなわち，顎関節痛障害における関節腔内浸出液（エフュージョン），顎関節円板障害における関節円板転位，および変形性顎関節症における骨の形態変化は，すべてMRIで診断可能なものである．CASE 3のように，臨床症状のない側の関節に円板転位がある症例は，MRIでなければ診断が難しい．

□ Check Point 5

# 顎関節関連疾患の画像診断

勝又明敏，山川道代，岡田成生，神部芳則

　筋突起過長症，咀嚼筋腱・腱膜過形成症，顎関節滑膜性骨軟骨腫症，およびリウマチ性顎関節炎のように顎関節の骨変形を示す症例の画像診断には，MRIばかりでなく，CTやX線撮影も重要な役割を果たす．また，筋突起，下顎角，外耳道あるいは上顎骨に異常所見が認められる疾患もあるため，下顎頭や関節窩以外の解剖構造もパノラマX線画像で丁寧に診断することが重要である．

## CASE 1

　42歳の女性．小学生の頃から口が開けにくいことを自覚していたが，病気とは認識せず過ごしていた．最近，開口障害が増悪したためブラッシングが困難となり，近歯科医院を受診した．齲蝕治療を試みるも，開口障害により臼歯部の治療が困難なため，開口障害の精査と加療を目的に，口腔外科を紹介受診した．
　パノラマX線画像（1-1）で非常に長い左右の筋突起が認められた．パノラマX線画像所見より開口時に筋突起と頬骨突起後面（上顎洞の後壁）との干渉が疑われたため，CT検査が施行された．開口位でCT撮影（1-2）を行ったところ，左右の筋突起が頬骨突起後面に接触する所見が得られ，筋突起過長症と診断された．全身麻酔下に両側筋突起切除術を施行したところ，術前の開口量26 mmが40〜60 mmまで改善した．

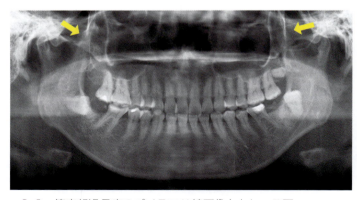 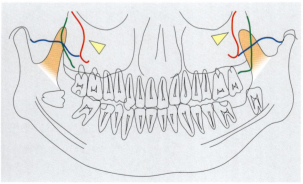

**1-1** 筋突起過長症のパノラマX線画像とトレース画
　筋突起の発達が大きく，開口時に上顎との干渉が疑われる（⬇）．頬骨弓（━━）を超えて下顎頭よりも上方に伸びた筋突起，上顎洞後壁（━━）と重なって見える筋突起，およびS字状に湾曲したパノラマ無名線（頬骨突起後縁，━━および▶）が，筋突起過長を示唆する所見である

顎関節関連疾患の画像診断

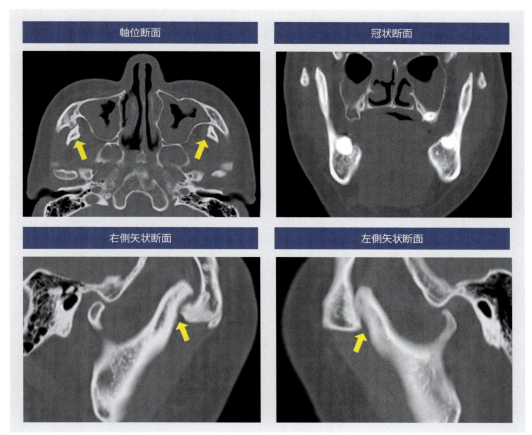

1-2 筋突起過長症のCT画像（開口位で撮影）
開口位で撮影することにより，軸位および矢状断面像で筋突起と頬骨突起後面との干渉（⇨）が明瞭に観察できる

| CASE 1 | 画像診断のポイント | 筋突起過長症 |

パノラマX線画像で「筋突起が長いのでは？」と疑う患者にはときどき遭遇するが，実際に開口障害を示す症例は少ない．

開口量が約30mm以下で筋突起過長症が疑われる症例のパノラマX線画像では，上顎洞後壁の線や頬骨突起の後面を示す「パノラマ無名線」を確認してほしい．これらの線が筋突起に押されるように湾曲している症例，あるいはこれらの線が見えにくくなっている症例では，CT画像で筋突起と上顎の干渉を確認すべきである．

CT検査では，CASE 1のようにバイトブロックなどを使って口を開けた状態で固定して撮影すると診断しやすい．筋突起と上顎の干渉が認められない場合は，MRIで顎関節円板の転位を確認すべきである．

# CASE 2

37歳の男性．口が開かないことを主訴に来院した．顎関節の疼痛や雑音は認められなかったが，開口量は22mmほどであった．パノラマX線画像およびPA（後頭前頭方向）X線画像（2-1）では，左右の下顎角が張り出した典型的な「Square Mandible」の様相を示していた．筋突起が大きい印象であったが，開口時に上顎と干渉する所見は認めなかった．顎関節のMRI（2-2）では，両側下顎頭上縁の平滑化があったが，顎関

39

[臨床編] Check Point 5

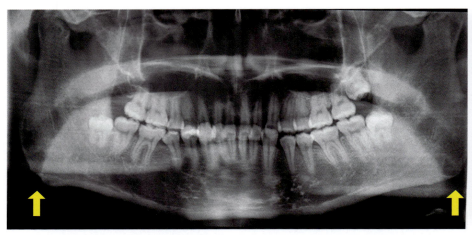
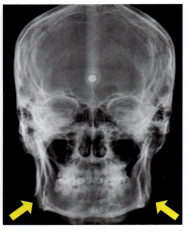

2-1 咀嚼筋腱・腱膜過形成症のパノラマX線画像およびPA（後頭前頭方向）X線画像
下顎角の発達した典型的なSquare Mandibleの様相を示す．筋突起が大きいが，開口時に上顎と干渉する所見はない

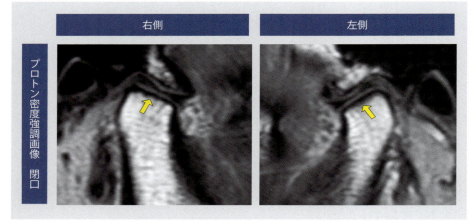

2-2 咀嚼筋腱・腱膜過形成症の顎関節MRI
関節面（下顎頭上縁）の扁平化（Flattening，⇒）が認められるが，顎関節円板の転位はない

節円板の転位や浸出液貯溜（エフュージョン）の所見は認めなかった．全身用CTの軟組織ウインドウ画像（2-3）にて，左右の筋突起に連続した側頭筋の前縁に腱膜の過形成を疑うCT値の高い（80〜90 HU）構造（厚さ4 mm程度）が認められた．左右の咬筋前縁にも頬骨突起下縁に連続した腱膜過形成を疑うCT値の高い（85〜95 HU）構造（厚さ4 mm程度）を認めた．

咀嚼筋腱・腱膜過形成症の診断で口腔外科にて左右側の筋突起切除術が施行され，開口訓練を併用したところ，開口量は30 mm以上に改善された．

| CASE 2 | 画像診断のポイント | 咀嚼筋腱・腱膜過形成症 |

開口障害を示す症例において，パノラマX線画像で下顎角が大きく張り出した「Square Mandible」形態を認めたら，咀嚼筋腱・腱膜過形成症を疑うべきである．

CT画像では，正常な筋肉が60 HU前後のCT値（ハンスフィールド値）であるのに対して，腱膜は90 HU前後のやや高いCT値を示すため，全身用CT画像の軟組織ウインドウ画像では肥厚した腱膜が白っぽい構造として浮きあがってくる．ただし，ハンス

40

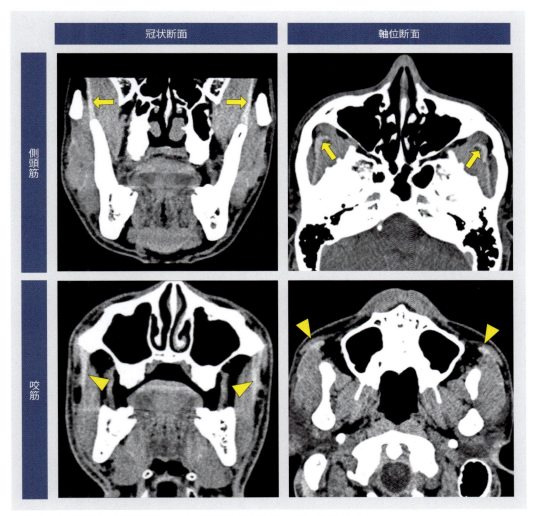

**2-3** 咀嚼筋腱・腱膜過形成症のCT画像（軟組織ウインドウ表示）
軟組織ウインドウ表示のCT画像は骨や歯の構造が見えにくくなるが，筋肉の観察には適している．発達した腱膜が側頭筋前縁（⇨）および咬筋前縁（▷）の白い線状の構造として観察できる

フィールド値が不正確な歯科用CBCTでは腱膜の描出が難しいので，注意が必要である．MRIにおける腱膜は，筋線維よりも低信号の（黒っぽい）構造として描出される．

# CASE 3

42歳の女性．開口障害と右側顎関節の異常を訴えて来院した．最大開口（30 mm）時に痛みを覚え，右側顎関節部の圧痛もあった．咬み合わせに関して，下顎正中が左側に偏位して軽度の交叉咬合を呈していた．

パノラマX線画像（3-1）では，右側下顎頭後方に径15 mmほどのX線不透過像が認められた．CT画像（3-2）では，右側下顎頭後面と平行に横たわる20×15 mm大の骨様の病変が認められた．病変のCT値は皮質骨と同程度の約1000 HUを示し，これとは別に下顎頭を取り囲むように複数の小さな粒状物が散在していた．右側下顎頭には

〔臨床編〕Check Point 5

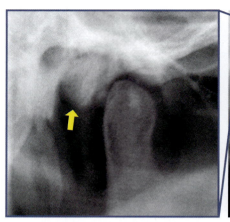
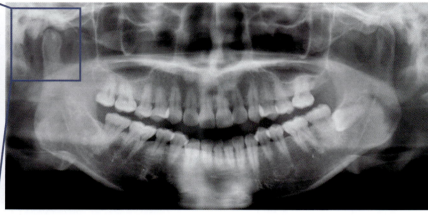

**3-1** 顎関節滑膜性骨軟骨腫症のパノラマX線画像
右側下顎頭後上方に約10mm大のX線不透過像（→）と周囲の粒状X線不透過物を認める

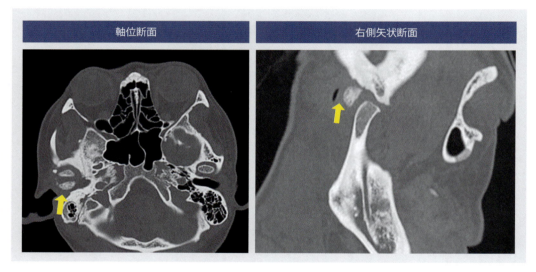

**3-2** 顎関節滑膜性骨軟骨腫症のCT画像
右側下顎頭後上方にX線不透過物（→）があり，右側の外耳道は狭窄していることがわかる

異常所見を認めなかったが，右側下顎窩には内表面の粗造化と下顎窩周囲の骨硬化が認められた．また，右側外耳道は病変により狭窄され，ほぼ閉塞していた．

MRI（**3-3**）では，右側の上関節腔が著明に拡張して内部に浸出液が貯留する所見が得られた．さらに，大きな塊状の病変および複数の粒状物が上関節腔内に存在することがわかった．病変は，プロトン密度強調画像およびT2強調画像で不均一な低信号を示していた．また，病変がある右側の顎関節円板は下顎頭直上に位置していたが，左側では顎関節円板の前方転位が認められた．

全身麻酔下で右側病変の摘出手術が施行された．手術所見は画像所見とよく一致し，軟骨に覆われたように見える大きな腫瘤と数個の粒状物が上関節腔から摘出された（**3-4**）．右側の関節窩表面には吸収が認められたが，関節円板の表面には吸収や癒着を認めなかったため，関節円板を保存した．手術後，顎関節の疼痛は消失して咬合異常（交叉咬合）は改善された．

顎関節関連疾患の画像診断

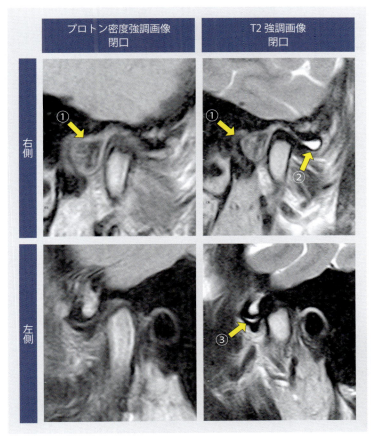

**3-3** 顎関節滑膜性骨軟骨腫症のMRI
　右側下顎頭後上方のX線不透過像（⇨①）はプロトン密度強調画像およびT2強調画像で低信号を示し，上関節腔の中にあるように見える．右側関節円板に前方転位はないが，上関節腔（⇨②）の前方に浸出液（エフュージョン）がある．左側顎関節には関節円板の前方転位とわずかなエフュージョンが認められる（⇨③）

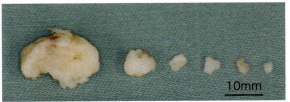

**3-4** 顎関節滑膜性骨軟骨腫症の摘出物
　20〜2mm大の大小さまざまな軟骨様物が摘出された

## CASE 3　画像診断のポイント　顎関節滑膜性骨軟骨腫症

　顎関節の腫瘍性病変は稀であるが，滑膜性骨軟骨腫症は比較的多くの症例が報告されている．しかし，病変が大きくなると顎関節部の腫脹，顎の偏位，あるいは咬合異常など，通常の顎関節症では認められない症状を呈する．

　画像診断のポイントは，下顎頭周囲のX線不透過像であるが，関節内遊離体と呼ばれる小さな粒状のX線不透過物が関節腔内に散在する症例，**CASE 3**のように塊状の大きなX線不透過像が見られる症例のほかに，パノラマX線あるいは顎関節X線撮影では病変に関連するX線不透過像が認められない症例があることに注意が必要である．

　病変の主体は骨よりCT値が低い軟骨であるが，成熟すると骨と同等のCT値を示すようになる．

# CASE 4

80歳の女性．左側顎関節の疼痛を自覚して受診した．咬筋部の圧痛および開口障害が認められた．

パノラマX線画像（4-1）およびCT画像（4-2）では，左側下顎頭上縁の皮質骨が欠損し，下顎頭前方へ骨棘が形成される所見を認めた．MRI（4-3）所見では，左側下顎頭の中央部に骨変形に加えて顎関節円板の非復位性前方転移，および下関節腔のエフュージョンが認められた．下顎頭の外側寄りの部分には，著明な骨変形を認めなかったが，関節円板の前方転位と上関節腔へのエフュージョンを認めた．

血液検査にてリウマチ因子が高値であったが，手足の末梢関節には変形などの症状がないため，「リウマチ性関節炎疑い」の診断で消炎処置とスプリント療法を施行．現時点での顎関節症状は安定している．

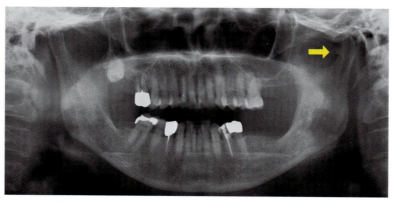

**4-1　パノラマX線画像**
　左側下顎頭前縁より骨棘（⇨）が形成され，著明な骨変形のあることがわかる

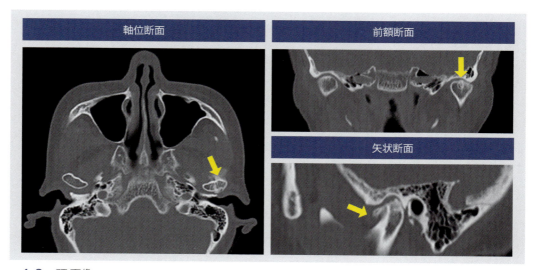

**4-2　CT画像**
　左側下顎頭の著明な骨変形（⇨）を認め，リウマチ性顎関節炎が疑われた

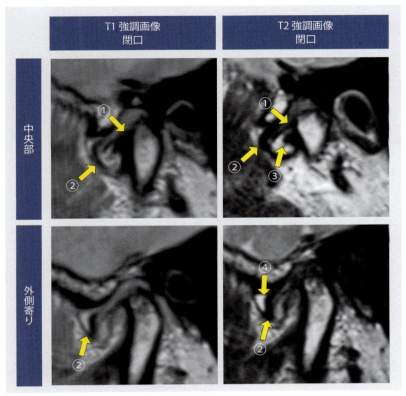

**4-3** 左側顎関節矢状断面 MRI
　下顎頭中央部には骨変形（➡①），円板前方転移（➡②），および下関節腔のエフュージョン（➡③）が認められた．下顎頭の外側寄りには円板前方転位（➡②）と上関節腔へのエフュージョン（➡④）を認める

## CASE 4　画像診断のポイント　リウマチ性顎関節炎などにおける下顎頭の骨変形

**CASE 4** のような下顎頭の骨変形は，パノラマX線画像でも観察できることが多い．骨棘形成や平坦化は日常歯科臨床でしばしば遭遇する骨変形であるが，骨変形にはその他にもバリエーションがある．

□ Check Point 6

# 埋伏智歯の画像診断

勝又明敏，山下雅子，山本亜紀，神部芳則

　口腔内から直視できない埋伏智歯が存在するかしないかの診断（局在診断）にはパノラマX線撮影を用いる．埋伏智歯の画像から読影すべきポイントは，以下のように多岐にわたる．

| 読影ポイント | 注意すべき事項 |
| --- | --- |
| 埋伏歯の位置と歯冠の向き | 水平埋伏か垂直（歯軸方向）か？ |
| | 埋伏位置は深いか浅いか？ |
| | 埋伏位置は歯列の頬側か舌（口蓋）側か？ |
| 歯冠と歯根の形成状態 | 未萌出歯（根未完成）か埋伏歯（根完成）か？ |
| | 単根歯か多根歯か？ |
| 歯冠周囲腔の状態 | 歯冠周囲炎（智歯周囲炎）はないか？ |
| | 骨性癒着はないか？ |
| | 含歯性嚢胞を形成していないか？ |
| 下顎管や上顎洞と埋伏歯の関係 | 下顎管と根の接触がないか？ |
| | 上顎洞穿孔の可能性はないか？ |

　これらすべての情報を1枚のパノラマX線画像から取得するのは難しいため，必要に応じて口内法X線撮影やCT撮影を追加しつつ画像診断を進めることになる．

## CASE 1

　34歳の男性．下顎右側智歯周囲歯肉の腫脹と疼痛を主訴に来院した．数年前より，ときどき症状を自覚したが，放置していたという．

　パノラマX線画像（1-1）にて，8|が歯冠を近心に向けて埋伏しており，歯冠周囲腔が辺縁不整に拡大し，周囲に骨硬化を示す所見が得られた．8|の歯根と下顎管は離れている．智歯周囲炎と診断し，消炎後に抜歯を行った．

### CASE 1　画像診断のポイント　智歯周囲炎

　智歯周囲炎は歯冠周囲腔の拡大が特徴である（図1）．パノラマX線画像による埋伏智歯の診断においては，歯冠の周囲に幅1～2mm程度の黒い線として観察される「歯冠周囲腔」が拡大していないか，およびはっきり見えるか否かの確認が重要である．智歯周囲炎では，拡大した歯冠周囲腔の辺縁が不整に見えることが多く，画像所見では「歯冠周囲腔のびまん性拡大」と表現される．

　智歯周囲炎の病悩期間が長くなると，周囲骨に骨硬化が生じてX線不透過性になる．

埋伏智歯の画像診断

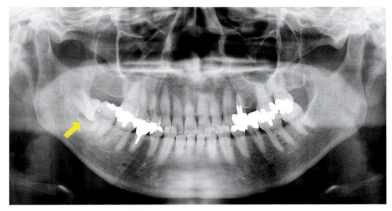

1-1 パノラマX線画像
　埋伏する 8| （⇨）の歯冠周囲腔が辺縁不整に拡大し，智歯周囲炎の所見を示す

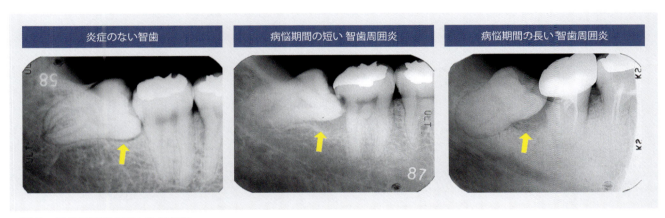

図1　智歯周囲炎の口内法X線像
　炎症のない智歯では，黒い線状の歯冠周囲腔（⇨）が歯冠を取り囲んでいる．智歯周囲炎では歯冠周囲腔が拡大し，病悩期間が長くなると周囲骨の骨硬化が見られる

　骨硬化は慢性炎症の持続的な刺激に対する生体の防御反応で，智歯周囲炎が何年も続いた症例では，骨硬化の範囲が下顎管に及ぶこともある．骨硬化が進んだ骨は血液循環が悪いため，抜歯窩の治癒が遅れる場合があることにも注意が必要である．

## CASE 2

　25歳の男性．かかりつけ歯科医から |8 抜歯を指示され，来院した．
　口腔内所見では，|8 は半埋伏で歯冠の齲窩が仮封された状態で周囲の歯肉に発赤と腫脹が認められ，パノラマX線およびCT検査（2-1）が行われた．パノラマX線画像では |8 歯冠周囲腔がびまん性に拡大しており，周囲の骨硬化像も認められた．|8 歯根は完成しており，根尖と下顎管が完全に重複して観察された．CT画像で |8 歯軸と平行な断面を再構築して観察したところ，下顎管が |8 根尖の頬側を走行し，根尖と下顎管の間には一層の骨が介在することがわかった．智歯周囲炎の診断で |8 抜歯となった．

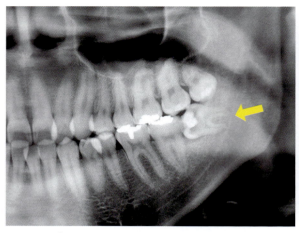
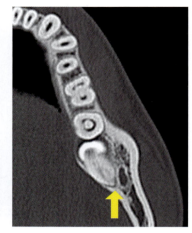

**2-1　パノラマX線画像およびCT画像**
　パノラマX線画像では⌞8根尖（➡）と下顎管が完全に重複して観察される．⌞8歯軸と平行な断面のCT画像では，下顎管が⌞8根尖頬側を走行し，根尖と下顎管の間には一層の骨が介在することがわかる

## CASE 3

28歳の女性．⌞8抜歯のために紹介来院した．

パノラマX線画像（3-1）で，⌞8歯根は完成し，根尖と下顎管が重複して観察された．CT画像で，⌞8歯軸と平行な断面，および下顎管の走行に垂直な断面を再構築して観察したところ，下顎管が⌞8舌側を走行し，根尖と密に接触することがわかった．下顎管を損傷しないように留意して，⌞8抜歯が行われた．

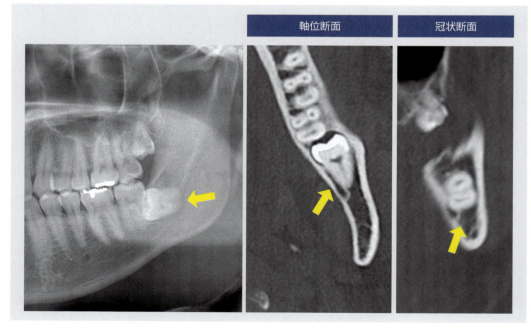

**3-1　パノラマX線画像およびCT画像**
　パノラマX線画像で⌞8根尖（➡）と重複して観察される下顎管は，CT画像にて⌞8根尖舌側に接触して走行していることがわかる

## 画像診断のポイント　埋伏智歯と下顎管の関係

　パノラマX線撮影のみで埋伏智歯と下顎管の関係を正確に診断することは不可能であるため，歯根が下顎管と近接している埋伏智歯の画像診断にはCT（歯科用CBCTを含む）検査を併用することが多い．

　最近のCT装置やPACS（パックス，Picture Archiving and Communication Systems，画像保存通信システム）では，細かい軸位断面像を積み重ねた「ボリューム画像データ」から，診断目的にあわせて自由な断面を「再構築」しながら診断を進めることができる．埋伏智歯の診断では，図2に示すように埋伏歯の歯軸に平行な断面と垂直な断面，および下顎管の走行に平行な断面と垂直な断面を交互に再構築しながら観察すると，根尖と下顎管の関係を観察しやすい．

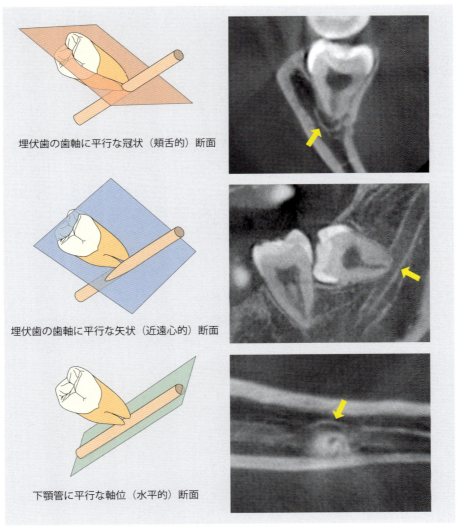

**図2**　CT画像で下顎智歯根尖と下顎管の関係を観察する断面の例
　埋伏歯の歯軸と下顎管に平行な断面，および埋伏歯の歯軸と下顎管に垂直な断面をソフトウエアで再構築すると，根尖（⇒）と下顎管の関係を観察しやすい

[臨床編] Check Point 6

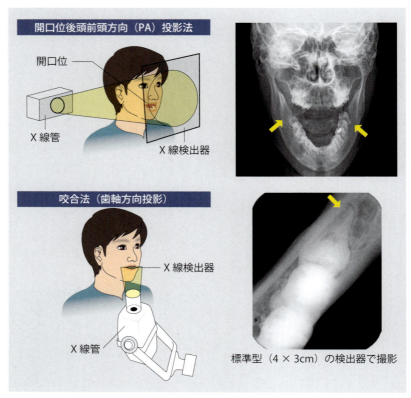

図3 下顎管と智歯の頬舌的位置関係を調べるX線撮影法
　　下顎骨を上方から見たX線像で埋伏智歯と下顎管の関係（⇨）を診断する

　CT検査を用いないで埋伏智歯と下顎管の関係を診断する方法には，図3のような開口位の後頭前頭（Posterior Anterior, PA）方向投影，および咬合法の歯軸方向投影がある．PA方向投影像は正面セファログラムを撮影する装置でも撮影可能であり，咬合法歯軸方向投影像は口内法X線撮影装置で撮影できる．

## CASE 4

　19歳の男性．かかりつけ歯科を受診したところ，パノラマX線画像で下顎左側埋伏智歯および周囲の透過像を認めたため，精査加療のため口腔外科に紹介された．小児期よりてんかんがあり，デパケン内服中である．口腔内所見では明らかな歯肉腫脹や発赤は認められず，8̄相当部に圧痛を認めるのみであった．電気歯髄診にて4̄～7̄はすべて生活歯であった．

　パノラマX線画像（4-1）で，8̄歯冠と7̄歯根を含み下顎切痕直下から6̄遠心根に及ぶX線透過性病巣を認めた．CT画像（4-2）より，病巣は8̄歯冠を含み近遠心的に大きく拡大すること，皮質骨膨隆は著明でなく頬舌側の皮質骨に軽度の圧迫吸収を生じていること，および7̄の歯根吸収は認められないことがわかった．また，下顎管は病巣により下方に圧排されており，8̄歯根に接しながら舌側を走行することが確認された．

　全身麻酔下にて囊胞摘出と8̄抜歯術が施行され，病理組織学的に含歯性囊胞と診断された．

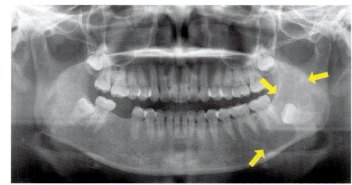

4-1 パノラマX線画像
下顎智歯の歯冠を含み近遠心に拡大する多房性のX線透過性病巣（⇨）を認める

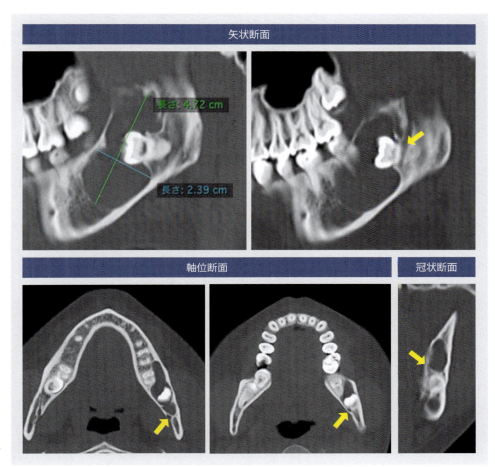

4-2 CT画像
X線透過性病巣の大きさは約5.0×2.5cmで皮質骨膨隆は少ない．下顎管（⇨）と $\overline{8}$ が接触する様子が観察できる

# CASE 5

13歳の男児．副鼻腔炎にて近医耳鼻科通院中にX線検査で左側上顎洞の異常を指摘され，口腔外科を紹介受診した．

パノラマX線画像（5-1）で，智歯ではなく $\underline{7|}$ が埋伏しており，周囲にX線透過性病巣が形成されていることが疑われたが，病巣全体の輪郭は不明瞭であった．また，$\overline{7|}$ も埋伏しており周囲に透過像が認められた．その他，$\overline{5|5}$，$\underline{5|5}$，$\overline{4|}$ が先天欠如であった．

[臨床編] Check Point 6

　CT画像およびMRI（5-2）では$\underline{7}$が歯冠を上顎洞内に向けて埋伏し，上顎洞内に充満して鼻腔および眼窩に皮質骨膨隆を生じる単房性の病巣が認められた．病巣内部のCT値は20程度，MRIではT1強調画像で低信号，T2強調画像で高信号を示しており，内部が液体であると思われた．

　その他，右側上顎洞粘膜の肥厚があり，$\underline{7}$埋伏歯歯冠周囲および$\overline{7}$舌側にも囊胞様病巣が認められた．全身麻酔にて左側上顎病巣の摘出と$\underline{7}$抜歯が施行された．上顎左側の病巣は病理組織的に含歯性囊胞と診断された．

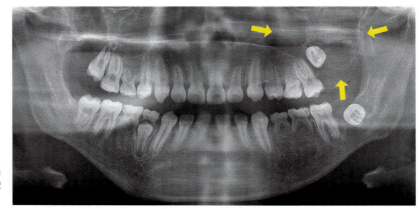

5-1　パノラマX線画像
　　　埋伏する$\underline{7}$を含むX線透過性病巣（⇒）の存在を疑うが，パノラマX線画像では病変の輪郭が不明瞭である

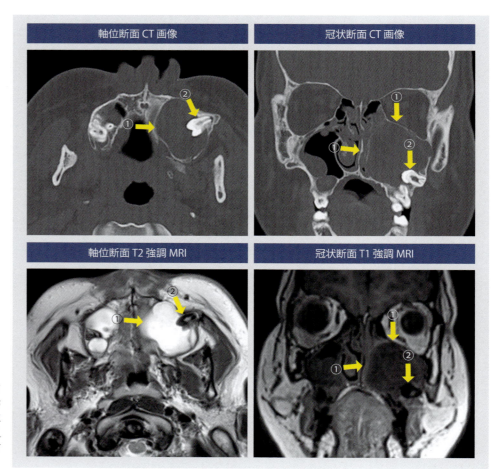

5-2　CT画像およびMRI
　　　上顎左側の病巣の大きさは約4.5×4.0cmで鼻腔および眼窩に皮質骨膨隆を生じる（⇒①）．埋伏する$\underline{7}$（⇒②）は歯冠が病巣に含まれることがわかる

## 画像診断のポイント　埋伏智歯と囊胞性疾患

歯原性囊胞および腫瘍には，埋伏歯の歯冠周囲のエナメル上皮から発生するものが多い．なかでも多いのが，埋伏智歯を原因とする症例である．

埋伏智歯を含む囊胞性の病巣が形成され，埋伏智歯に歯冠周囲腔が認められない場合，手術所見で埋伏智歯の歯冠が病巣内に突出していることが多い．また，下顎の埋伏智歯が第二大臼歯と離れて下顎枝付近にある場合や，**CASE 5** の第二大臼歯のように上顎洞内に浮かんで見える場合は，埋伏智歯の歯冠を含む病巣が形成されている可能性があるので注意したい．

## 画像診断のポイント　骨性癒着と歯の吸収

中高年齢層の埋伏智歯に多いのが骨性癒着（アンキローシス）である．通常の埋伏智歯は歯冠周囲腔と歯根膜腔による黒い線に縁取られたように見えるが，骨性癒着を生じた埋伏歯では歯質が周囲の骨梁と連続的に移行しているように見える（**図4**）．

骨性癒着を生じてからの期間が長くなると，歯質の外部吸収が始まることもある．骨性癒着や歯質吸収を生じた智歯は抜歯困難なケースが多いので，特に注意が必要である．

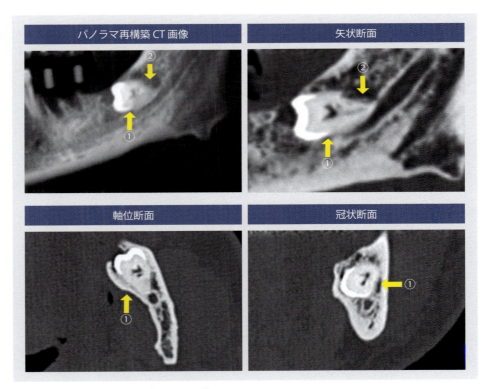

**図4** 骨性癒着と歯質吸収のCT画像
　埋伏智歯（➡①）周囲に，歯冠周囲腔および歯根膜腔が消失した領域と歯根が一部吸収を受けた部分（➡②）が認められる

## Check Point 7

# 過剰歯の画像診断

勝又明敏, 山下雅子, 山本亜紀, 神部芳則

　過剰歯が発生することが多いのは上顎前歯部である. 上顎前歯部の過剰歯は正中過剰歯, あるいは正中歯（mesiodens）とも呼ばれ, 正中離開が疑われる小児のX線検査で発見されることも多い. 正中過剰歯が永久歯列にどのような影響を与えるかは, 過剰歯の位置, 向き, 大きさ, および歯胚形成のタイミングにより異なるので, 治療方針の決定には画像検査が重要となる. また, 上顎智歯部および下顎小臼歯部も過剰歯の好発部位なので注意深い画像診断が必要である.

## CASE 1

　15歳の男性. 小学生時より上顎の過剰歯を指摘されていたが, 永久歯の歯根が未完成であることから経過観察されていた. かかりつけ歯科にて過剰歯が移動していることを指摘され, 抜歯目的に口腔外科に紹介となった.

　口腔内所見にて永久歯列は完成しており上顎の歯肉腫脹や骨膨隆等は認めなかった. パノラマX線画像（1-1）では, 上顎正中部に逆生の埋伏過剰歯および 3| 根尖相当部に歯冠を遠心に向けて水平埋伏している過剰歯を認めた. CT画像（1-2）では, |1 および 3| 根尖の埋伏過剰歯と鼻腔とは一層の骨介在を認め, また, 永久歯列の歯根と過剰歯との接触は認めなかった.

　過剰歯2本の抜歯術を施行した. 鼻腔への穿孔や永久歯歯根の露出などはなく, 術後の経過は良好である.

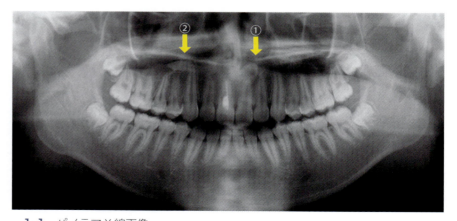

1-1　パノラマX線画像
　|1 の根尖（⇒①）および 4 3| の根尖（⇒②）に円錐型の歯冠をもつ埋伏過剰歯を認める

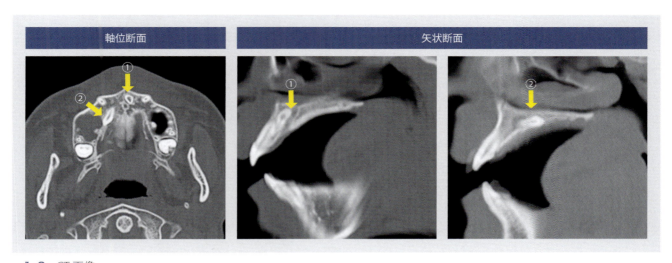

**1-2** CT画像
 ⌊1 の根尖（➡①）および 4 3⌋ の根尖（➡②）の埋伏過剰歯が，それぞれ切歯管前方および口蓋深くに位置することがわかる

# CASE 2

　6歳の男児．上顎永久歯の萌出が遅いということでパノラマX線撮影（**2-1**）を行ったところ，上顎正中に過剰歯が発見された．上顎前歯は根形成中で乳前歯の歯根吸収が進行している．⌊1 は過剰歯により捻転し，歯軸も傾斜している様子であった．CT画像（**2-2**）で過剰歯は円錐型の歯冠を唇側に向け，1⌋1 歯根の間に挟まれるように形成されていることがわかった．過剰歯の歯根は未完成の状態で，根尖が彎曲しつつあった．
　本症例では患者側の希望もあり，永久歯の根形成が進行するのを待って過剰歯を抜去する予定である．

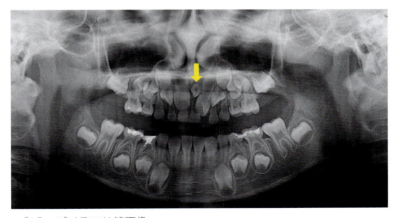

**2-1**　パノラマX線画像
　未萌出歯である 1⌋1 歯根の間に，円錐型の歯冠をもつ埋伏過剰歯を認める．⌊1 の歯軸は回転し，永久歯列では正中離開となる可能性が高い

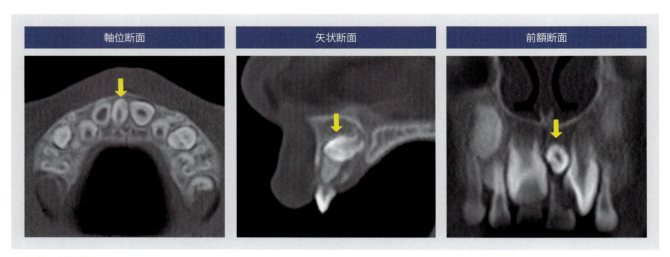

**2-2** CT画像
　　埋伏過剰歯（⇒）の歯冠先端は，1|1の歯根の間から唇側に位置する

## CASE 3

　22歳の男性．下顎智歯の抜歯のためパノラマX線撮影（**3-1**）を行ったところ，1|の根尖に円錐型の歯冠をもつ逆生埋伏過剰歯（⇒①）が見つかった．また，|1根尖の上方に不明瞭なX線不透過像（⇒②）があったため，咬合法撮影を行った．咬合法X線画像では，1|根尖の埋伏過剰歯（⇒①）に加えて，|1の口蓋側で深い位置に歯冠を遠心に向けて埋伏する過剰歯が確認された（⇒②）．

　**3-2**に咬合法X線および歯科用CBCT画像を示す．CBCT画像にて，1|口蓋側の埋伏過剰歯は1|歯根と離れて埋伏していること，および|1口蓋側の過剰歯は，歯冠の一部を鼻腔底の粘膜下に露出して埋伏することが確認できた．永久歯と過剰歯が離れていること，鼻鏡による診察で過剰歯の鼻腔への萌出も認められないことから，経過観察となっている．

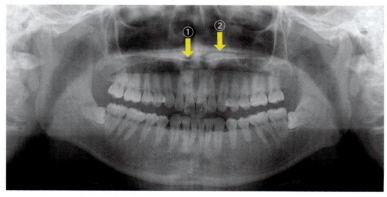

**3-1**　パノラマX線画像
　　1|の根尖に円錐型の歯冠をもつ逆生埋伏過剰歯（⇒①）を認める．|1根尖の上方に不明瞭なX線不透過像（⇒②）がある

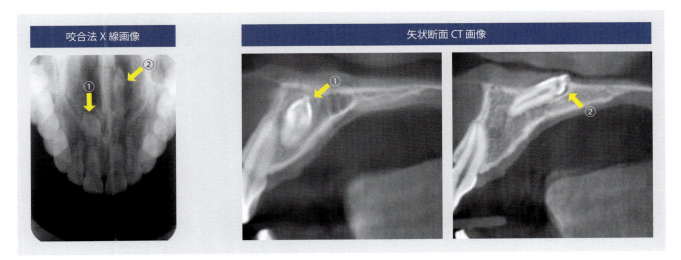

**3-2** 咬合法X線およびCT画像
1|の口蓋側の埋伏過剰歯（➡①），および口蓋の深くで歯冠を鼻腔底に向けた埋伏過剰歯（➡②）が認められる

### CASE 1〜3　画像診断のポイント　正中埋伏過剰歯

　埋伏歯の有無を確認する局在診断にはパノラマX線撮影を用いるが，上顎前歯部はパノラマX線撮影で明瞭に描出される断層域が狭いこと，および頸椎の障害陰影と重複することにより正中埋伏過剰歯の発見が難しくなることがある．パノラマX線画像で上顎前歯部が不明瞭な場合は，口内法X線撮影を追加して確認する．正中埋伏過剰歯の画像診断におけるポイントを列挙すると，以下のようになる．

A）過剰歯の歯冠が永久前歯の唇側にあるか口蓋側にあるか
B）口腔あるいは鼻腔底へ過剰歯が萌出する可能性の有無
C）過剰歯と永久前歯の歯根の形成状態
D）過剰歯の歯冠の形態と大きさ（円錐型，切歯型，蕾状）
E）永久歯の正中離開や歯根吸収を生じていないか

　これらの項目のうち，AとBに関してはパノラマあるいは口内法X線画像から診断するのが難しい．CT撮影が普及した現在では，自由な断面で三次元的に過剰歯を観察し，位置や形態に関して詳細に画像診断することが可能となった．**図1**には正中過剰歯が鼻腔に萌出した症例のCT画像を示す．この症例では，CT画像から過剰歯の位置や大きさを評価したうえで，3D画像をガイドとして過剰歯を鼻腔から抜去することに成功している．

[臨床編] Check Point 7

| 軸位断面 | 矢状断面 |

**図1** 鼻腔に萌出する埋伏過剰歯のCT画像
埋伏過剰歯（⇨）は，鼻腔（下鼻道）に萌出する

## CASE 4

　38歳の男性．左側頬部の腫脹を主訴に来院した．約1年前から腫脹を自覚していたが，無痛性のため放置していたところ増大してきたという．口腔内所見では 3～7 の根尖部歯肉が大きく腫脹しており，一部に波動を触知することができた．上顎左側に失活歯はなく，打診痛も認められなかった．

　パノラマX線画像（**4-1**）では 2 3 根尖上方に円錐型の歯冠を遠心に向けた埋伏過剰歯が認められ，歯冠を含み上顎洞内に拡大する類円形の病巣が認められた．**4-2**にCT画像およびMRIを示す．CT画像で埋伏過剰歯の歯冠を含む約40×27 mm大の単房性の病巣が上顎洞内に充満しており，頬側の上顎洞壁の一部が欠損して病巣が頬側に突出する所見が認められた．病巣内部のCT値は約20 HUであった．病巣はMRIのT1強調像で均一なグレーの低信号を示し，T2強調像で高信号に白く描出されており，内部に液体を容れると思われた．

　全身麻酔下で上顎左側病巣の摘出と埋伏過剰歯の抜歯が施行された．病巣は病理組織学的に含歯性囊胞と診断された．

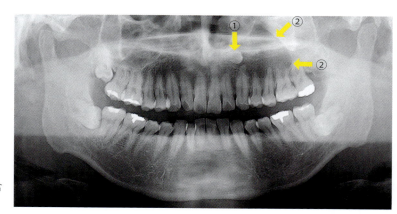

**4-1** パノラマX線画像
2 3 根尖の埋伏過剰歯（⇨①）の歯冠を含む類円形のX線透過性病巣（⇨②）を認める

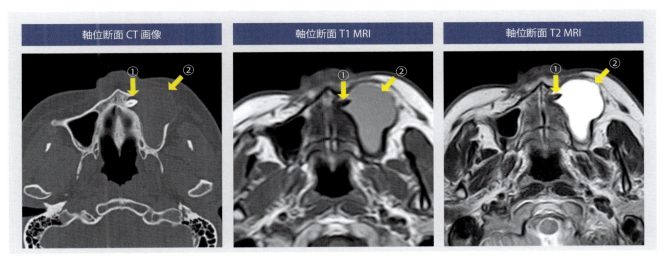

**4-2** CT画像およびMRI
　　埋伏過剰歯（⇒①）の歯冠を含む病巣（⇒②）は頬側に大きく膨隆する．病巣内部のCT値は20HU程度，MRIのT1強調像では低信号を，T2強調像では高信号を示す

### CASE 4　画像診断のポイント　埋伏過剰歯と囊胞性疾患

　CASE 4のように埋伏過剰歯の歯冠周囲のエナメル上皮から歯原性囊胞や腫瘍が発生するケースがある．このような場合，永久歯列に欠損や歯髄に達する齲蝕がないため，病変の発見が遅れることも考えられるので注意が必要である．

## CASE 5

　18歳の男性．智歯の確認のためパノラマX線撮影（**5-1**）を行ったところ，7| の遠心に萌出する円錐型の歯冠をもった過剰歯が見つかった．歯科用CBCT画像（**5-2**）にて，過剰歯は歯列の頬側にあり歯根が完成すること，7| 歯根に接するように形成されるが 8| 歯胚とは距離をもつことがわかった．

　過剰歯は，7| 歯根にダメージを与えないように留意しつつ抜歯された．

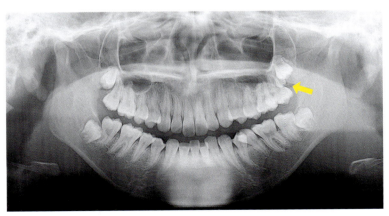

**5-1**　パノラマX線画像
　　未萌出歯 8| 歯冠付近に埋伏過剰歯（⇒）を認める

〔臨床編〕Check Point 7

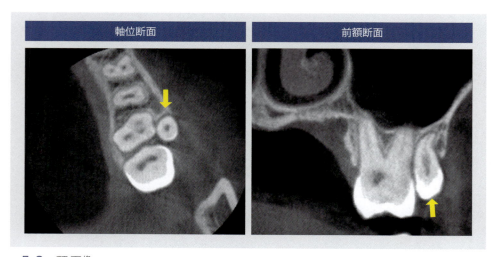

**5-2** CT画像
　　埋伏過剰歯（→）は，⌊7 8 間で頬側に位置する

| CASE 1〜5 | 画像診断のポイント | 過剰歯が発生する部位と時期 |

　これまでに紹介した症例のように，上顎前歯（正中）部と上顎智歯部は過剰歯の好発部位である．また，下顎小臼歯部にも過剰歯を生じることが知られている（**図2**）．

　過剰歯の形態は形成時期と発生する部位により特徴がある（**図3**）．上顎正中と上顎智歯に多いのは，円錐型の歯冠をもつ過剰歯である．上顎正中の円錐過剰歯は乳歯と永久歯の萌出時期の間，いわば1.5世代の歯として3〜5歳頃に形成されるものが多い．一方，上顎の側切歯部には，永久側切歯と形態や大きさが同じ兄弟のような過剰歯が，永久歯と同時に形成されることがある．また，上顎側切歯部の過剰歯には唇顎裂に関係して裂隙の両端に対称性に過剰歯が形成されるケースも知られている．下顎小臼歯部には，形態，大きさおよび形成時期が永久小臼歯と相似した過剰歯が生じ，永久歯と頬舌的に並んで萌出したり埋伏したりする．

　過剰歯の発生に，なぜこのようなパターンが生じるのかは不明である．過剰歯が発生するメカニズムを解き明かすことができれば，再生医療により失った歯を再生する技術の確立に貴重なヒントを与えるであろう．

過剰歯の画像診断

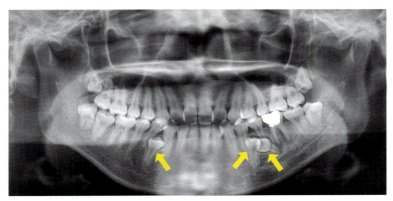

**図2** 小臼歯部過剰歯のパノラマX線画像
下顎左右小臼歯部に複数の埋伏過剰歯（⇨）を認める．歯冠の形態や歯の大きさは，萌出している小臼歯とほぼ同じである

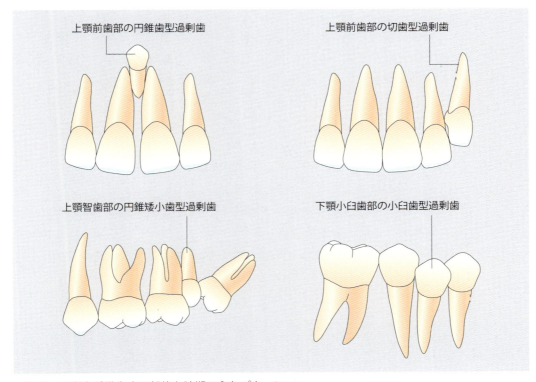

**図3** 過剰歯が発生する部位と時期の主なパターン
上顎前歯部には，永久歯萌出前に円錐型の過剰歯が形成されるケースと，永久前歯と同時に切歯と同じ形態の過剰歯を生じるパターンがある．上顎智歯部には，8|8 形成前に矮小な円錐歯型の過剰歯が形成される例が多い．下顎小臼歯部には，永久小臼歯の形成と同時に小臼歯型の過剰歯が発生することが多い

61

## Check Point 8

# 歯性上顎洞炎の画像診断

勝又明敏，神部芳則

上顎臼歯の根尖病変から歯性上顎洞炎を生じるケースはよく知られている．歯性上顎洞炎が疑われる症例では，まずは口腔内の所見として上顎臼歯の打診痛や根尖部の圧痛を確かめ，口腔外の所見として鼻閉感や頬部疼痛が認められれば歯性上顎洞炎を疑って画像検査に進むことになる．画像検査の第一選択はパノラマX線画像検査であるが，原因となった歯の状態を詳細に観察するための口内法X線撮影も大切である．

上顎洞炎を「蓄膿」と呼ぶことがあるのは，罹患した上顎洞の内腔が炎症組織や液体に満たされるためである．また，上顎洞内部の状態をより詳細に診断するために，歯科用CBCTを含むCT画像検査，あるいはMRI検査も施行される．

## CASE 1

62歳の男性．約1週間前より上顎左側大臼歯の自発痛があったという．前日より頬部の疼痛と鼻閉感を覚えるようになり受診した．

口腔内所見より，|7 は金属冠で補綴されており，打診痛が認められた．画像検査として，顎全体と原因歯の観察を目的にパノラマX線画像（1-1a）および口内法X線画像を撮影した．同時に，両側上顎洞内のX線透過性を調べる目的でWaters法X線撮影（1-1b）を行った．

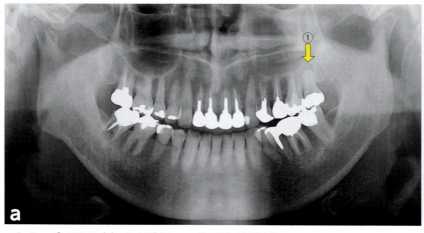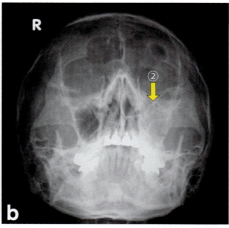

1-1 パノラマ（a）およびWaters法（b）X線画像
パノラマX線画像で|7 根尖に病変が認められ（➡①），左側上顎洞のX線透過性が低下していることが疑われる．
Waters法X線画像では，両側上顎洞内X線透過性の違いが，よりはっきりと確認できる（➡②）

歯性上顎洞炎の画像診断

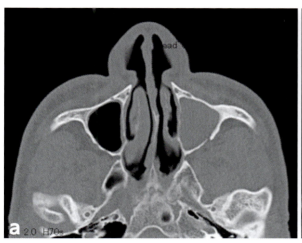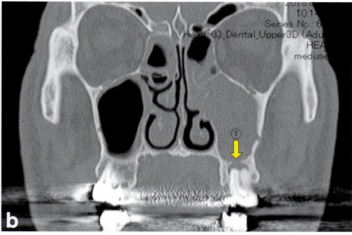

**1-2　CT画像**
　軸位断面像（a）では，上顎洞炎が左側上顎洞内に充満する様子が観察できる．前額断面像（b）では，|7 根尖の病変と上顎洞が近接することがわかる（➡①）

　パノラマX線画像および口内法X線画像では，|7 根尖に径8 mm程度の根尖病変が認められた．病変は上顎洞底に近接し，軽度の皮質骨膨隆を生じていることが疑われた．パノラマおよびWaters法X線画像では，右側と比較して左側上顎洞のX線透過性が低下していることが確認できた．

　続いて，上顎洞内を精査するためCT検査（1-2）を施行した．CT画像では左側上顎洞が軟組織CT値（30 HU程度）の内容物で満たされていることがわかった．上顎洞壁の欠損や上顎洞の変形は認めないが，鼻腔と連通する自然孔は閉塞されている所見であった．また，|7 根尖病変付近から上顎洞底に連続する骨欠損も認められた．

　歯性上顎洞炎の診断で，抗菌薬による副鼻腔炎の治療と |7 の根管治療が行われた．

### CASE 1　画像診断のポイント　　上顎洞のX線撮影

　上顎洞炎を診断する目的で汎用されるのが，Waters法X線撮影である．Waters法は，正面セファログラムのような頭部正面像とはX線入射方向が異なる（**図1**）．Waters法撮影では，患者の顔を傾けて頭蓋骨の斜め上方45°からX線を入射するため，上顎洞が平らな頭蓋冠と重なって投影される．このため，上顎洞の輪郭や内部のX線透過性を観察しやすい画像となる．これに対して，正面セファログラムや後頭前頭方向投影（Posterior Anterior Projection, PA方向投影）では，分厚い頭蓋底の骨や頸椎が上顎洞と重複するため，洞内の異常を観察しにくい．

　また，パノラマX線画像では，患者の顔の傾きや周囲の歯の金属の影響により，上顎洞のX線透過性が影響を受けることがある．パノラマX線画像による上顎洞の診断は慎重にする必要がある．

〔臨床編〕Check Point 8

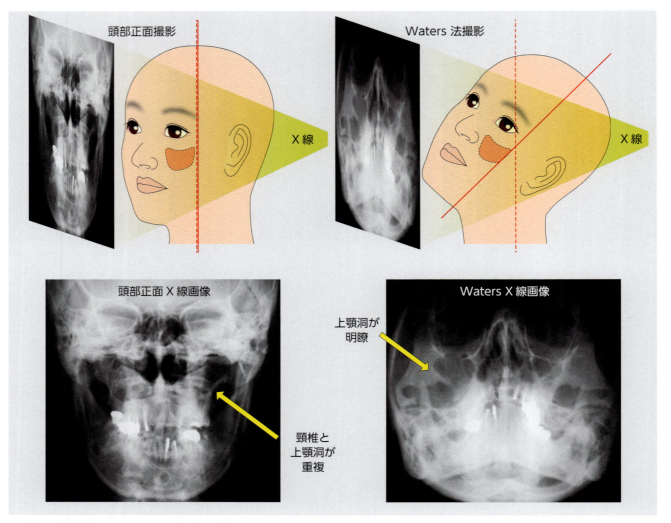

**図1** 頭部正面とWaters法X線撮影の違い
頭部正面のX線画像では，頭蓋底や頸椎の解剖構造と上顎洞が重複するため，上顎洞内のX線透過性がわかりにくい．Waters法撮影では，頭蓋の斜め上方からX線を入射するため，周辺解剖構造の影響が少ない画像で上顎洞を観察できる

## CASE 2

　47歳の女性．約6カ月前に左上臼歯部の自発痛を覚え近医を受診，根管治療を開始したが中断していたという．数日前より頬部の疼痛を覚えるようになり受診した．

　口腔内所見では 6 7 が仮封状態で，根尖部歯肉に腫脹と圧痛が認められた．初診時の画像検査として，パノラマ，口内法，およびWaters法X線撮影（**2-1**）が行われた．

　パノラマおよび口内法X線画像では 6 根尖から 7 根尖に連続する辺縁不整な根尖病変が認められた．パノラマX線画像では両側上顎洞内のX線透過性に差を認めなかったが，Waters法X線画像では左側上顎洞の外縁に沿って上顎洞粘膜の肥厚を表す帯状の白い領域が認められた．

　数日後に撮影されたCT画像（**2-2**）では，左側上顎洞に著明な粘膜肥厚を認めたが，

歯性上顎洞炎の画像診断

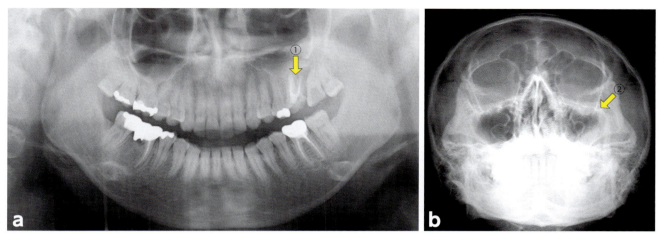

2-1 パノラマ（a）および Waters 法（b）X 線画像
　パノラマ X 線画像における上顎洞の X 線透過性は，両側であまり差がない．6 7 根尖に病変が認められる（➡①）．
　Waters 法 X 線画像では上顎洞の外形に沿って帯状に白い領域が認められ，上顎洞粘膜の肥厚が疑われる（➡②）

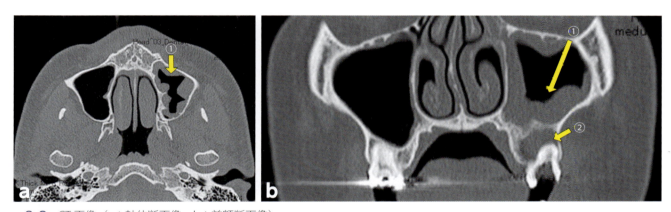

2-2 CT 画像（a；軸位断面像，b；前額断面像）
　左側上顎洞に著明な粘膜肥厚を認める（➡①）．また，6 7 根尖の病変が上顎洞底に近接する様子が確認できる（➡②）

　洞内には含気腔（空気を容れたスペース）が残存していた．前額断面像では，原因歯である 6 7 根尖に形成された約 10 mm 大の病変が，上顎洞底に近接することがわかった．
　上顎洞炎および原因歯に対する保存的治療が行われた．

### CASE 2　画像診断のポイント　上顎洞内容物の CT 画像

　健常な上顎洞の内部は空気で満たされている．空気は最も CT 値が低く（−1000 HU），黒くはっきりと見えるため他の組織との判別は容易である．上顎洞の内面は粘膜で裏層されている．若くて健常なヒトの上顎洞粘膜は 1 mm 程度の厚さで，CT ではほとんど描出されない．しかし，根尖病変の影響などで炎症を生じると，短時間で 3〜8 mm 程度の厚さまで肥厚する．
　上顎洞炎の CT 画像では，図 2 に示す「粘膜肥厚」「液面形成」「洞内充満」のいずれかの所見が認められることが多い．粘膜肥厚により鼻腔と連通する自然孔が閉塞される

65

〔臨床編〕Check Point 8

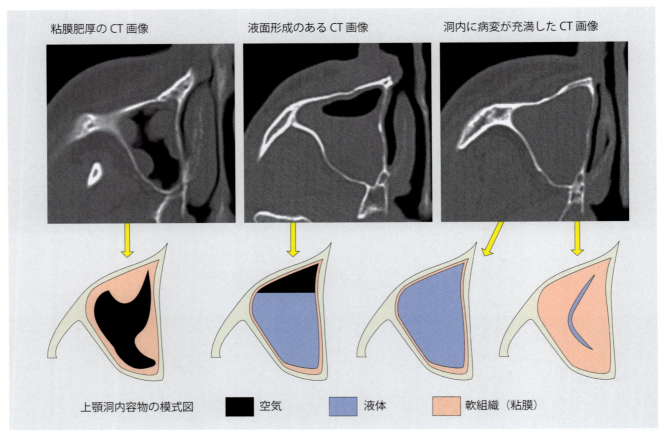

**図2** 上顎洞炎CT画像の解釈
　黒く描出される上顎洞内の空気は判別しやすい．しかし，洞内に貯留した液体と肥厚した上顎洞粘膜のCT値はほぼ同じであるため，病変が上顎洞内に充満している場合は，主に洞内を満たしているのが液体か，肥厚した粘膜かがわからない

と，浸出液などが貯留して液面像が形成される．液面像は，患者を臥位で撮影する全身用CT画像では軸位断面像で，座位あるいは立位で撮影する歯科用CBCT画像では前額あるいは矢状断面像で観察されることに注意が必要である．

CT画像上で貯留した液体と肥厚した上顎洞粘膜を見分けることは難しい．粘膜と貯留液のCT値は20〜40 HU程度でほぼ同じだからである．特に病変が上顎洞内に充満している場合は，上顎洞内が主に液体で満たされているのか，それとも肥厚した粘膜が上顎洞を満たしているのか，わからないことになる．

### 画像診断のポイント　副鼻腔のCT画像

上顎洞は鼻腔を囲むように形成される4つの副鼻腔の1つである（**図3**）．上方に位置するものから副鼻腔を並べると，前頭洞（Frontal sinus），篩骨洞（Ethmoid sinus），蝶形骨洞（Ethmoid sinus），上顎洞（Maxillary sinus）の順番となり，軸位断面のCTでは各副鼻腔がそれぞれ異なった位置のスライス（断面）に描出される．

すべての副鼻腔は鼻腔と連通（交通）するので，歯性上顎洞炎が篩骨洞や蝶形骨洞に波及するケースもある．上顎洞と鼻腔（中鼻道）を連通する自然孔は，上顎洞の後上方に開口する数mm径の孔である（**図4**）．CTでは軸位断面像で観察できるが小さくて見

歯性上顎洞炎の画像診断

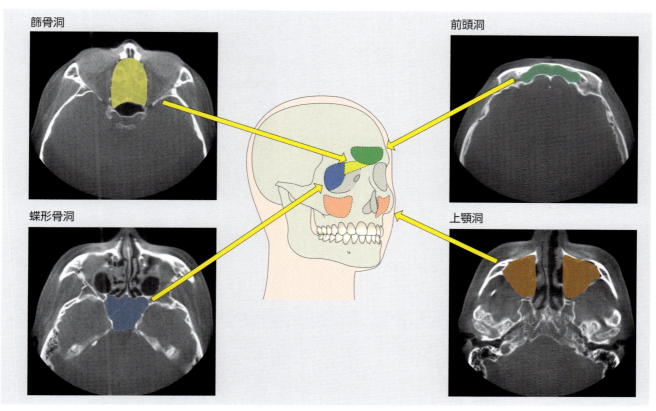

**図3** 4カ所の副鼻腔の軸位断面CT画像
　4カ所の副鼻腔は鼻腔を通じて互いに交通しており，歯性の上顎洞炎が篩骨洞や蝶形骨洞に波及するケースもある

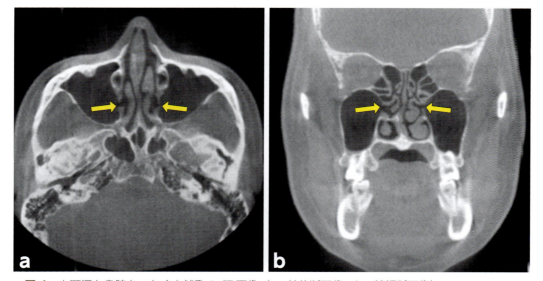

**図4** 上顎洞と鼻腔をつなぐ自然孔のCT画像（a；軸位断面像，b；前額断面像）
　自然孔は上顎洞の後ろ上方に開口して中鼻道と交通する．歯科用CTで上顎洞を撮影した場合，位置的な関係で自然孔が観察できないこともある

［臨床編］Check Point 8

え難く，前額断面のほうが見やすい．また，歯科用 CBCT で上顎洞を撮影する場合，直径 5 cm の小さな撮影領域（Field of view, FOV）および直径 10 cm クラスの FOV で歯を中心とした画像を撮影すると，自然孔が FOV に含まれずに観察できないことがある．直径 10 cm クラスの FOV で自然孔を観察するには，FOV の下縁が咬合平面のあたりに来るように患者の頭部を位置づける必要がある．

> **画像診断のポイント**　上顎洞炎の MRI

上顎洞炎では MRI 検査が施行されることがある．CT 画像で見られる「粘膜肥厚」「液面形成」「洞内充満」の所見は MRI でも同じである．

図 5 に，右側上顎洞に液面形成，左側上顎洞に軽度の粘膜肥厚が認められた症例の MRI を示す．肥厚した上顎洞粘膜や貯留した液体は，どちらも脂肪を高信号で（白く）

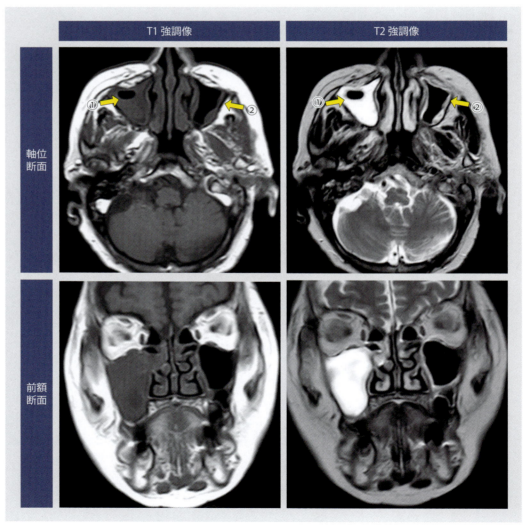

**図 5**　上顎洞炎の MRI
　　　右側上顎洞の内容は，T1 強調像で低信号，T2 強調像で白く高信号に観察される．軸位断面では液面形成も確認できる（⇨①）．左側上顎洞には粘膜肥厚を認める（⇨②）

描出する T1 強調画像で低信号（暗灰色）に，液体や病変が高信号で描出される T2 強調画像で高信号（白色）に観察されることが多い．このため CT と同様に，貯留液と肥厚粘膜の識別が難しいケースが多いが，内容液に膿汁や血液が混じると，液体と粘膜がはっきり分かれて見えることもある．

**画像診断のポイント** **上顎洞迷入物の CT 画像**

上顎洞内に迷入する可能性があるのは，歯根，骨片，根管充填材，インプラントなどである．人工物である根管充填材やインプラントは，CT 画像上で比較的容易に周囲の骨と見分けることができる．これに対して歯根や骨片などの石灰化物は，周囲の健常な骨や上顎洞粘膜に生じる異所性の石灰化（骨腫，結石，鼻石など）と区別が難しいこともある．

CT 画像で歯根と骨を見分けるポイントの一つは CT 値（Hounsfield unit, HU）である．骨の CT 値は 1000 HU 程度なのに対して歯の象牙質は 2000 HU，エナメル質は 3000 HU レベルの高い CT 値を示す．歯科用 CBCT 画像では，CT 値を計測しても正確な値（HU）が得られないが，骨と歯を見分けるのには役に立つ．

## Check Point 9
# 各種上顎洞疾患の画像診断

勝又明敏, 川嶋理恵, 神部芳則

過去には, 上顎洞炎に対して「上顎洞根治手術」が施行されるケースが多かった. 上顎洞根治手術の既往がある症例に生じる術後性上顎囊胞 (Postoperative maxillary cyst, POMC) は, よく知られた上顎洞病変である.

また, 上顎臼歯の歯根囊胞や含歯性囊胞では, 病変が上顎洞内に皮質骨膨隆を示すことがある.

各種上顎洞病変に対する歯科における画像検査の第一選択はパノラマX線画像検査であるが, 歯科用CBCTを含むCT画像検査, あるいはMRI検査も施行される.

## CASE 1

78歳の女性. 近医にて7 6を抜歯したところ, 同部に違和感を生じた. 投薬により症状改善したため義歯作製を開始すると, 同様の違和感が再度出現したという. 患者には, 以前に両側上顎洞の根治手術を受けた既往がある. 精査加療のために口腔外科に紹介来院した.

画像検査として, 顎全体の観察と両側上顎洞内のX線透過性を調べる目的のパノラマおよびWaters法X線撮影 (1-1) が行われた. X線画像では, 両側の上顎洞に過去の上顎洞根治手術に起因する著明な洞外形の変化が認められた. また, 右側上顎洞で後壁

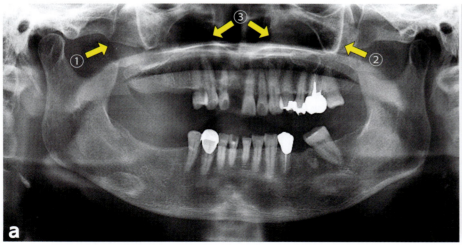
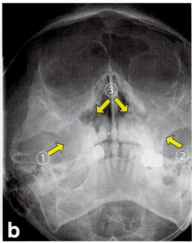

1-1 パノラマ (a) およびWaters法 (b) X線画像
右側上顎洞後壁を示す線の消失 (⇒①), 左側上顎洞内のX線透過性低下 (⇒②), 鼻腔と上顎洞を隔てる骨壁の消失 (⇒③) が認められる

各種上顎洞疾患の画像診断

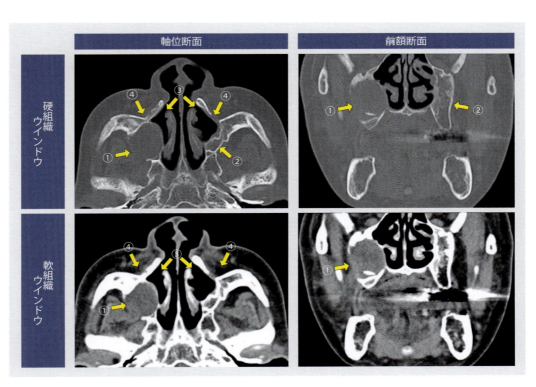

**1-2** CT画像
軸位および前額断面で，右側上顎洞後壁が消失し，直径24 mm大の単胞性病巣が認められる（➡①）．左側上顎洞では，上顎洞後壁が肥厚し含気腔が消失している（➡②）．軸位断面像では両側で鼻腔と上顎洞を隔てる骨壁の消失（➡③），および上顎洞前壁の陥凹が認められる（➡④）

を示す線が消失しており，術後性上顎囊胞の形成が疑われたため，CT画像検査（**1-2**）が施行された．CT画像では，右側上顎洞内に境界明瞭で単胞性の囊胞性病変が認められた．病変内部のCT値（ハンスフィールド値）は，顎囊胞としてはやや高い45HU程度を示していた．病変は鼻腔側に皮質骨膨隆を示していたが，上顎洞後壁には骨の欠損が生じていた．

術後性上顎囊胞の診断で摘出手術が行われ，病理組織学的にも術後性上顎囊胞であることが確認された．

## CASE 2

53歳の女性．約15年前に右側上顎洞の根治手術を受けたという．約1年半前に近医で 5| を抜歯したところ，根尖部歯肉の腫脹と抜歯窩からの排膿を認めるようになり，口腔外科に紹介来院した．

パノラマX線画像（**2-1a**）では， 6| 根尖付近の上顎洞が若干X線不透過性に観察される程度で，上顎洞内のX線透過性に著明な左右差を認めなかった．これに対してWaters法X線画像（**2-1b**）では，右側上顎洞X線透過性の著明な低下が確認された．

CT画像（**2-2**）では，右側上顎洞前壁が消失しており，上顎洞部から頬側に張り出した長径18 mm大の単胞性の病変が認められた．病変内部のCT値は約30 HUで，内容は液体と思われた．また，軸位断面では右側上顎洞後壁の肥厚も認められた．

生検により術後性上顎囊胞と診断され，摘出手術が行われた．

[臨床編] Check Point 9

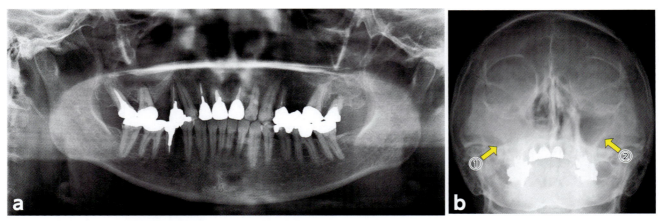

**2-1 パノラマ（a）およびWaters法（b）X線画像**
パノラマX線画像では，両側上顎洞内のX線透過性に著明な差を認めない．Waters法X線画像では，右側上顎洞にX線透過性の低下を認める（→①）．左側上顎洞は異常を認めない（→②）

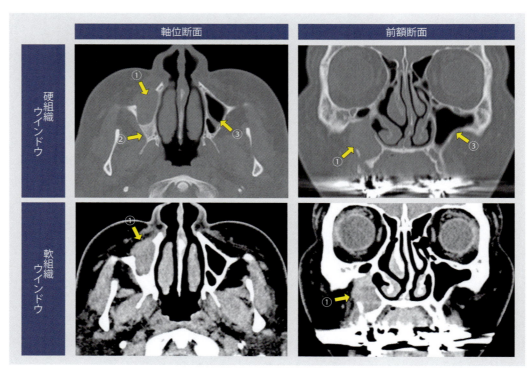

**2-2 CT画像**
軸位および前額断面で，右側上顎洞前壁が消失し，径18 mm大の単胞性の病変が認められる（→①）．軸位断面では右側上顎洞後壁の肥厚も認められる（→②）．左側上顎洞には変形や骨壁の肥厚がない（→③）

### CASE 1, 2　画像診断のポイント　上顎洞根治手術後の変化

　上顎洞の形態は上顎洞炎の根治手術の前と後で大きく変化する（図1）．根治手術の術式では，上顎洞前壁（犬歯窩）および鼻腔側壁を開窓し，肥厚した上顎洞粘膜が摘出される．CTで見る手術後の上顎洞は，開窓された上顎洞前壁および鼻腔側壁の部分が大きく凹んだ独特の形態となる．また，術後の上顎洞後壁から上顎洞内を埋めるように分厚い骨が形成される．このように上顎洞内が骨で埋め尽くされる「骨性治癒」が，上顎洞根治手術に期待される正常な治癒形態である．

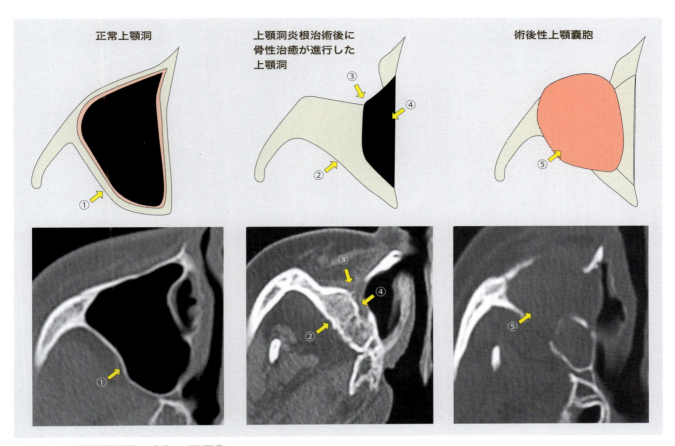

**図1** 上顎洞根治術後の変化のCT画像
　正常な上顎洞は内部に空気を満たし，周囲の骨壁は薄い（➡①）．上顎洞炎根治手術の上顎洞では，骨性治癒により上顎洞後壁が厚くなり（➡②），上顎洞前壁（➡③）と鼻腔側壁（➡④）が変形する．多くの術後性上顎囊胞（➡⑤）では，上顎洞前壁・後壁の欠損が認められる

　しかし，根治手術のときに上皮を含む粘膜の一部が残ると，そこから術後性上顎囊胞が生じることになる．成書には「術後性上顎囊胞は上顎洞根治手術の10年以上後で生じる」と記載されることがある．しかし筆者らは，画像診断の臨床経験より術後性上顎囊胞は骨性治癒の過程で術後の早い時期に形成されると考えている．

　上顎のインプラント治療のため撮影されたCT画像で，全く臨床症状を示さない術後性上顎囊胞が発見されることは珍しくない．通常，これらの囊胞が発見されるのは，根尖病変や歯周病の影響により臨床症状が出現したときなので「術後性上顎囊胞は上顎洞根治手術の10年以上後で発見されることが多い」と表現するのが良いと思う．

### 画像診断のポイント　術後性上顎囊胞のMRI

　歯科臨床で遭遇することが多い歯根囊胞や含歯性囊胞の内容液は，MRIのT1強調画像でグレーの低信号を，T2強調画像で白く高信号を示す．

　図2には両側の上顎洞根治手術後に，両側とも術後性上顎囊胞を生じた症例のMRIを示す．左側の術後性上顎囊胞は多くの囊胞症例と同じT1低信号/T2高信号を示していたが，右側の術後性上顎囊胞はT1，T2強調画像の両方で白く高信号を示していた．こ

〔臨床編〕Check Point 9

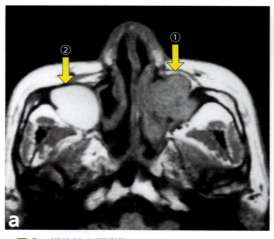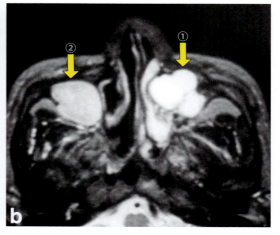

**図2 術後性上顎囊胞のMRI**
両側上顎洞に術後性上顎囊胞を生じた症例の軸位断像．左側の囊胞はT1強調画像（a）で低信号，T2強調画像（b）で高信号を示す（⇨①）．右側の囊胞はT1・T2強調画像の両方で高信号を示す（⇨②）

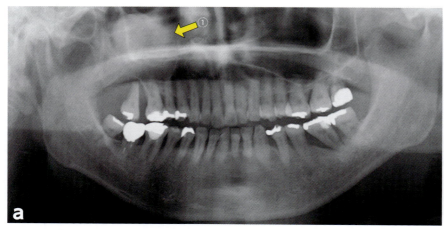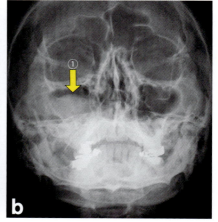

**3-1 パノラマ（a）およびWaters法（b）X線画像**
右側上顎洞内に大きなドーム状のX線不透過像を認める（⇨①）．上顎洞の形態は左右対称で，変形は認められない

れは，術後性上顎囊胞が形成されてから長期間経過するうちに，右側囊胞の内容液が変性したためと考えられる．内容物のMRI所見が通常の囊胞と異なるケースがあるのも術後性上顎囊胞の特徴といえる．

## CASE 3

47歳の男性．近医にて歯周病の診断のためパノラマX線撮影をしたところ，右側上顎洞に異常が見つかったため紹介来院した．頬部の腫脹，疼痛や鼻閉感など，上顎洞炎を疑う臨床症状はないという．

パノラマおよびWaters法X線画像（3-1）では右側上顎洞に拡がる境界明瞭なドーム状の陰影が認められた．CT画像（3-2）では，上顎洞壁の断裂や変形は認めず，右側上顎洞後壁の洞粘膜と連続する径17 mm大の円形（ドーム状）な陰影を認めた．内部

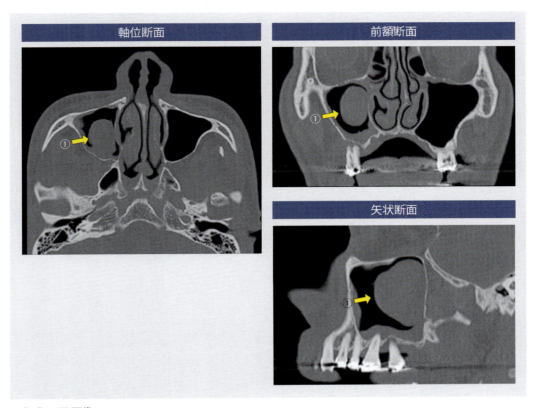

**3-2** CT画像
　右側上顎洞内に径17 mm大の軟組織によるドーム状病変を認める（→①）．上顎洞壁の断裂や変形は認められない

のCT値は約20 HUで，漿液性の内容を容れた粘液貯留囊胞（mucosal cyst）と診断された．患者に説明のうえ，特に処置をせずに経過観察となった．

# CASE 4

　43歳の女性．上顎左側臼歯の頬側歯肉に腫脹と圧痛を自覚して来院した．口腔内所見より |5 6 7 はブリッジで補綴されている．

　パノラマX線画像（**4-1**）では，無髄歯である |5 の根尖に連続して上顎洞内に皮質骨膨隆を示す単胞性の病変を認めた．CT画像（**4-2**）では，左側上顎洞内に径10 mm大の骨膨隆を伴う病変があり，|5 根尖が病変内に突出する所見が確認された．|5 を原因歯とする歯根囊胞と診断され，原因歯の抜去と囊胞摘出が行われた．

[臨床編] Check Point 9

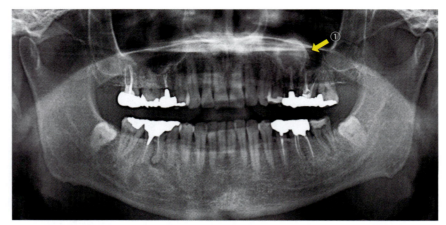

**4-1 パノラマX線画像**
　無髄歯である |5 根尖に連続して，上顎洞内に皮質骨膨隆を示す単胞性の病変を認める（➡①）

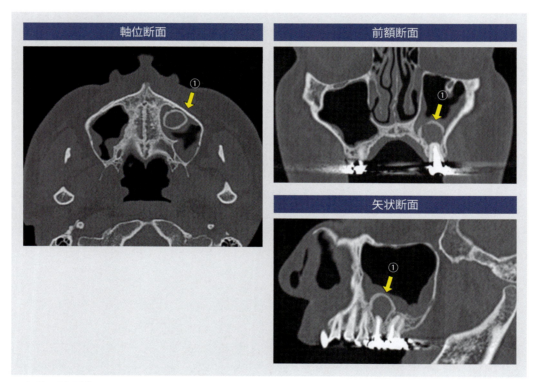

**4-2 CT画像**
　左側上顎洞内に径10 mm大の骨膨隆を伴う病変を認める（➡①）．矢状断面にて，病変は |5 根尖より生じていることがわかる

## CASE 3, 4　画像診断のポイント　　上顎洞内の粘液貯留嚢胞と顎嚢胞

　粘液貯留嚢胞と顎嚢胞（歯根嚢胞）のX線画像における鑑別ポイントを図3に示す．粘液貯留嚢胞は上顎洞粘膜に分布する粘液腺からの分泌物が貯留した「水疱」である．粘膜内で生じる嚢胞なので，X線画像やCT画像では辺縁に白線のない軟組織の病変として描出される．半球状のドーム状の形態を示すことが特徴で，パノラマX線像で高頻度にみつかる．

　これに対して顎嚢胞は，顎骨内で形成されて拡大するため，膨隆した薄い骨壁が病変の周囲を取り囲み，X線画像やCT画像では辺縁に白線のある病変として描出される．顎嚢胞のうち上顎洞にみられることが多いのは，歯根嚢胞と 8|8 の含歯性嚢胞である．原因歯の根尖で歯根膜腔が消失して病変内に根尖が突出する歯根嚢胞に特有の所見，および埋伏（未萌出）歯の歯冠が病変に含まれる含歯性嚢胞の所見も重要である．

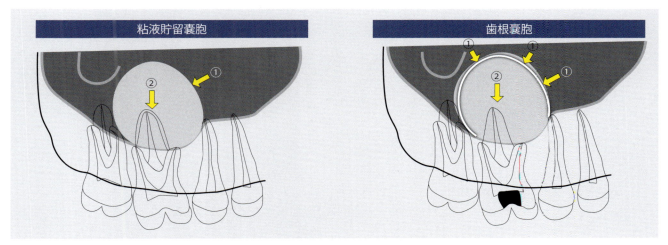

**図3**　上顎洞内の粘液貯留嚢胞および歯根嚢胞のX線画像
　粘液貯留嚢胞と顎嚢胞（歯根嚢胞）の鑑別ポイントは，病変辺縁をふちどる骨膨隆による白線がみえるか否か（➡①），および原因歯根尖の歯根膜腔が消失しているか否かである（➡②）

☐ **Check Point　10**

# 上顎インプラントの画像診断

勝又明敏，神部芳則，作山　葵，川合道夫

　画像検査はインプラント治療の可否の判定，治療計画および経過観察に不可欠である．歯列顎骨の展開像を観察できるパノラマX線画像は，初診時にインプラント治療の可否を判定するのに役に立つ．しかし，どのインプラントをどの位置に埋入するかを検討する治療計画の段階になると，どうしても歯列顎骨の頬舌的な横断面像が必要となる．

　今日では，ほとんどのケースで歯科用CBCTを含むCT撮影が用いられている．また，CT画像データを利用してインプラント治療を支援するシミュレーション/ナビゲーションのシステムも普及している．しかし，先進的な治療システムを用いてもインプラント術中や術後の偶発（併発）症の危険があるので，インプラント埋入前に撮影したパノラマX線やCT画像の読影では，治療を進めるうえで問題となる解剖構造に十分に注意する必要がある．

## CASE 1

　27歳の女性．7年前に交通事故で上顎前歯を破折および脱臼したという．2 1|1 2を整復固定した後でブリッジにより補綴治療するも，動揺を生じたため来院した．

　初診時のパノラマX線画像（**1-1a**）で高度の骨吸収を認めたため，インプラント治療を目的に上顎前歯を抜歯してインプラント埋入位置を示すマーカーを入れた診断用ステントを装着して，パノラマX線画像（**1-1b**）を撮影した．続いて同ステントを装着してCT撮影（**1-2**）し，4本のマーカーに平行，かつ歯列弓に対して垂直な歯列顎骨の横断面像を作成した．横断面像では，2|2部では歯槽骨の幅が小さいため，用いるインプラントの選定および埋入手術には注意が必要であることがわかった．

　患者の上顎前歯部には4本のインプラントが埋入され，経過は順調である．

| CASE 1 | 画像診断のポイント | CT画像データのインプラント手術への利用 |

　CTがインプラント治療に利用され始めた当初は，CT撮影装置のコンピュータで作成した歯列顎骨の横断面像をフィルムに出力して治療計画に用いていた．現在では，CT画像をDICOM画像データとしてDVDなどに出力し，撮影装置以外のコンピュータで用いるケースが増えている（**図1**）．

　**CASE 1**における**図1**の3D画像は，汎用の画像保存通信システム（PACS）で作成したものである．歯列顎骨のCT撮影と同時に診断用ステントだけのCT画像を撮影し，両者の画像データをインプラント治療用のシミュレーション・ナビゲーションシステム

上顎インプラントの画像診断

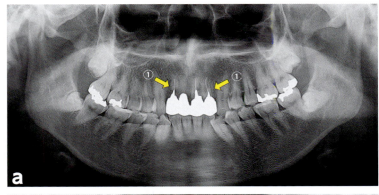

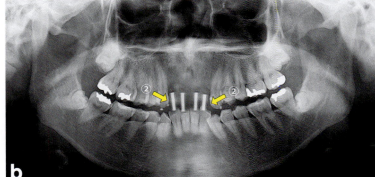

**1-1　パノラマX線画像**

初診時パノラマX線画像（a）で，上顎前歯は無髄歯で根尖病変の形成および破折が認められる（→①）．インプラント治療のため上顎前歯を抜歯し，インプラントの想定埋入位置を示すマーカーを入れた診断用ステント（→②）を装着して撮影したパノラマX線画像（b）

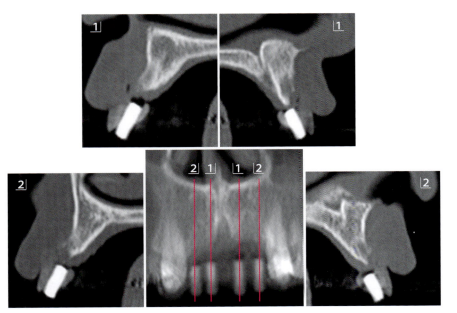

**1-2　CT画像**

正面から見た画像（中央）で認める4本のマーカーに平行，かつ歯列弓に対して垂直な歯列顎骨の横断面像を作成した．横断面像では，インプラントの埋入位置，角度，および長さなどを検討する．2|2 部では歯槽骨の幅が小さいため，インプラント埋入には注意が必要である

で合成して，治療シミュレーションやサージカルガイド（外科用テンプレート）による治療ナビゲーションに利用することも行われている．

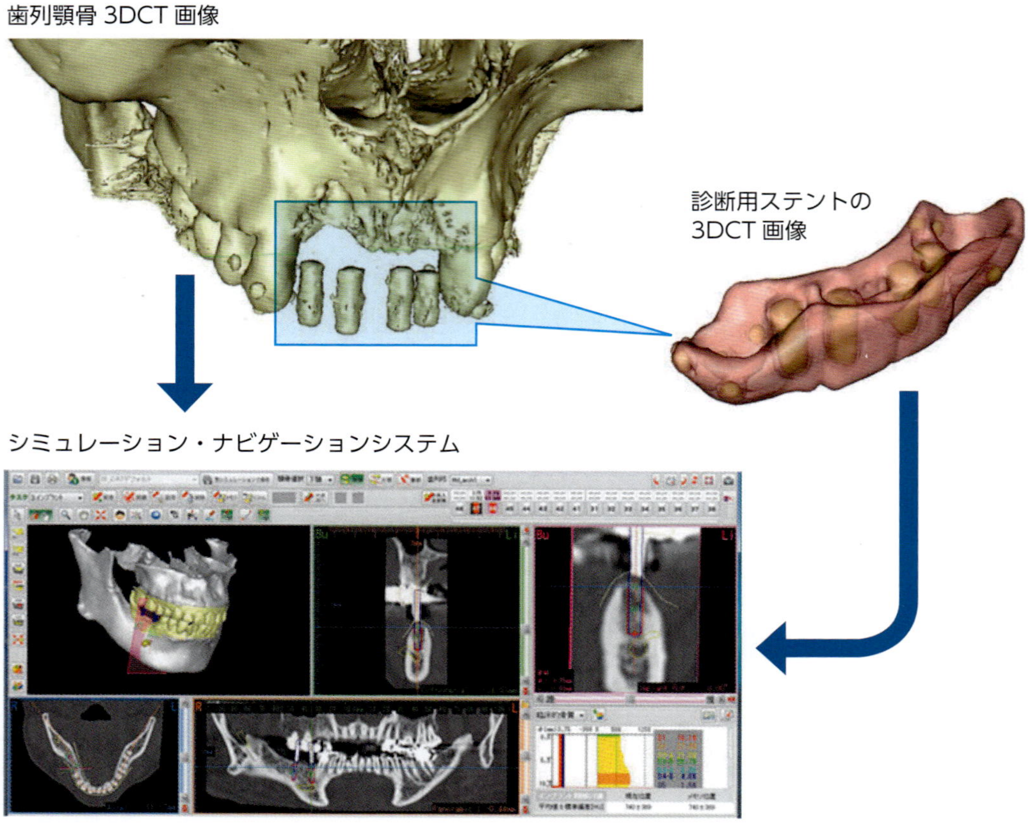

〔臨床編〕Check Point 10

歯列顎骨 3DCT 画像

診断用ステントの
3DCT 画像

シミュレーション・ナビゲーションシステム

**図 1** CT 画像データのインプラント手術への利用
汎用の画像保存通信システム（PACS）で作成した 3DCT 画像と，歯列顎骨の CT 撮影と同時に撮影した診断用ステントだけの 3DCT 画像．これらの画像データをインプラント治療用のシミュレーション・ナビゲーションシステムで利用することができる

## CASE 2

　56 歳の女性．上顎右側臼歯のブリッジが脱落したが 1 年以上放置していたという．補綴治療を希望して来院した．

　初診時のパノラマ X 線画像（**2-1a**）より 4| と 6| が残根状態であること，および歯槽骨の吸収が進行して顎堤から上顎洞底までの骨量が少なくなっていることがわかった．残根状態の 4| と 6| を抜去し，上顎洞底挙上術（サイナスリフト）を併用して 3 本のインプラントを埋入する補綴治療が計画された．

　サイナスリフト後のパノラマ X 線画像（**2-1b**）では，上顎洞内の骨充填物が確認できる．同じくサイナスリフト後の CT 画像（**2-2**）では，矢状断面像（下段）の 6〜4| のマーカーに平行，かつ歯列弓に対して垂直な歯列顎骨の横断面像を作成した．上顎洞内の充填物により，6| 部でもインプラント埋入可能な骨量が確保されたことがわかる．また，4| 部では歯槽頂の幅径が小さいこともわかった．

　患者には 3 本のインプラントが埋入され，経過は順調である．

上顎インプラントの画像診断

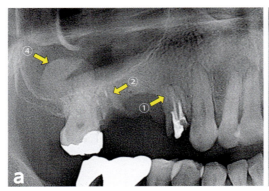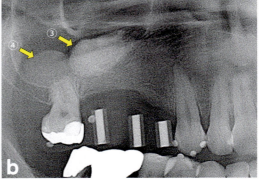

**2-1 パノラマX線画像**
　初診時のパノラマX線画像（a）より，4｜（➡①）と6｜（➡②）が残根状態であること，および歯槽骨の吸収が進んで顎堤から上顎洞底までの骨量が少ないことがわかる．サイナスリフト後のパノラマX線画像（b）では，上顎洞内に骨補填物（➡③）が認められる．7｜根尖のドーム状X線不透過像は粘液貯留嚢胞（➡④）

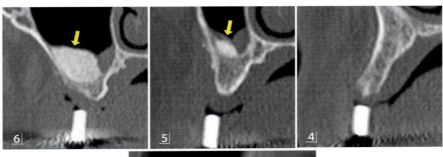
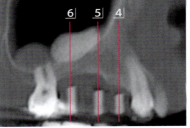

**2-2 CT画像**
　矢状断面の画像（下段）で認める 6～4｜のマーカーに平行，かつ歯列弓に対して垂直な歯列顎骨の横断面像を作成した．上顎洞内の充填物（➡）により，6｜部でもインプラント埋入可能な骨量が確保されたことがわかる

### CASE 2　画像診断のポイント　上顎インプラント治療で注意すべき解剖構造

　**CASE 2**のようにサイナスリフトを併用する上顎のインプラント治療では，術前の画像検査で上顎洞の異常や解剖構造を詳細に診断する必要がある．上顎洞粘膜の軽度（1～2mm）の肥厚や粘液貯留嚢胞はサイナスリフト施行に影響ないとされるが，上顎洞内が炎症組織や液体で満たされたような症例では，上顎洞炎の治療を優先すべきである．
　サイナスリフト施行時に注意すべき解剖構造に，上顎洞前壁に分布する上歯槽動脈がある（**図2**）．サイナスリフトのため上顎洞壁を開窓するときに上歯槽動脈を傷つけて思わぬ大量出血を生じる場合もあるので，術前のCT画像でよく確認することが必要である．CT画像の上歯槽動脈は上顎洞前壁および後壁の溝として観察されることが多いので，上顎洞の軸位あるいは冠状断面画像を順番に観察して断面位置の変化に沿って移動する虫のような黒い点が上顎洞壁にないかを観察する．

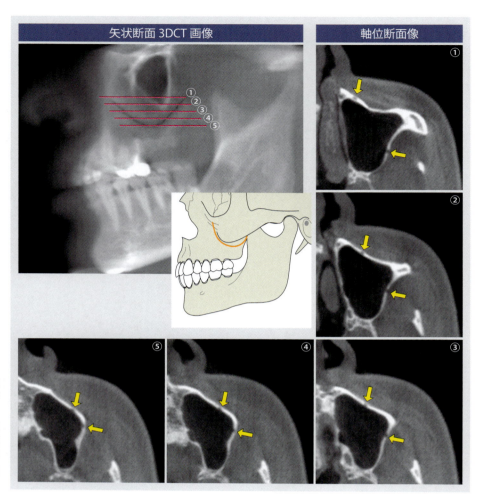

**図2** 上歯槽動脈のCT画像
　上顎洞の矢状断面3DCT画像で、U字状に走行する上歯槽管（イラスト参照）が観察できる．①〜⑤の連続する軸位断面像で上歯槽管を追跡すると，上顎洞の骨壁の上の黒い点（➡）が断面位置の変化に沿って移動することがわかる

　もう一つの重要な解剖構造は，上顎洞隔壁（Maxillary Sinus Septa）である（**図3**）．特にサイナスリフトの症例では，剝離した上顎洞粘膜が破れる原因ともなるので，術前に隔壁の有無を調べることは重要である．この構造は，パノラマX線画像で上顎洞下壁から立ち上がる白線として認められることが多い．上顎洞隔壁は成人の20〜30％に認められるが，頬骨突起下縁やパノラマ無名線（頬骨突起後縁）と見間違えないように注意する必要がある．CTでは，上顎洞隔壁の高さや位置を把握するために矢状断面の画像が有効である．

# CASE 3

　61歳の男性．近医にてインプラント埋入4カ月後にプロビジョナルレストレーションを装着した．その後，⌊7 インプラントが動揺してきたためインプラント除去目的に局所麻酔をしたところ，上顎洞内にインプラント体が迷入してしまい，口腔外科に紹介受診となった．

　口腔内所見では，左側大臼歯部の歯肉の発赤と陥凹を認めたが，疼痛や排膿・腫脹は認めなかった．また，鼻閉感などの鼻症状もなかった．

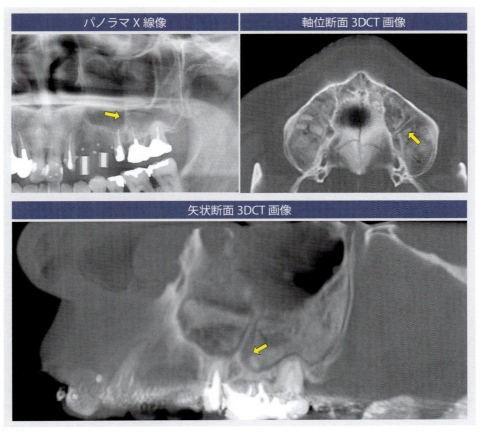

**図3** 上顎洞隔壁のCT画像
　上顎洞の隔壁は，パノラマX線画像で上顎洞下壁から上方に伸びる白線として観察できる（➡）．隔壁の全体像は3DCT画像で観察しやすい

　画像検査としてパノラマX線とCTを撮影した．パノラマX線画像（3-1）ではインプラントの上顎洞内への迷入を認め，左側上顎洞内部はX線不透過性が亢進していた．CT画像（3-2）ではインプラントが埋入されていた位置の直上に迷入したインプラント体が見られ，両側上顎洞内には軟組織あるいは液体の充満が認められた．

　|8 部より開洞し，迷入インプラント除去と上顎洞内の搔爬を行った．術後CT画像（3-3）では上顎洞内の液体あるいは軟組織は消失し，経過良好である．

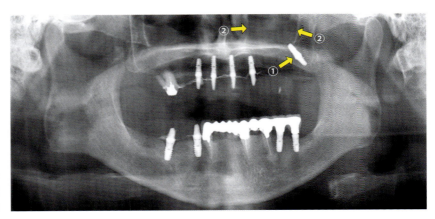

**3-1** パノラマX線画像
　左側上顎洞後壁の近くに迷入したインプラントを確認できる（➡①）．上顎洞内のX線透過性低下（➡②）も認められる

〔臨床編〕Check Point 10

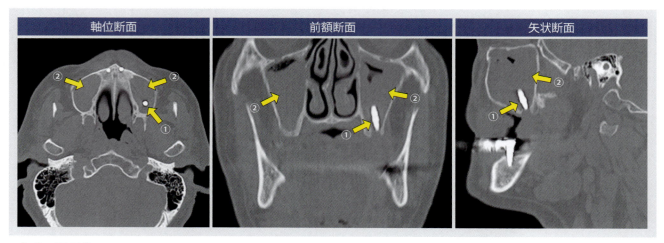

**3-2　CT画像**
　左側上顎洞内に迷入したインプラントがある（➡①）．上顎洞底にはインプラントが埋入されていた位置に骨欠損が認められる．両側上顎洞内は軟組織あるいは液体で充満している（➡②）

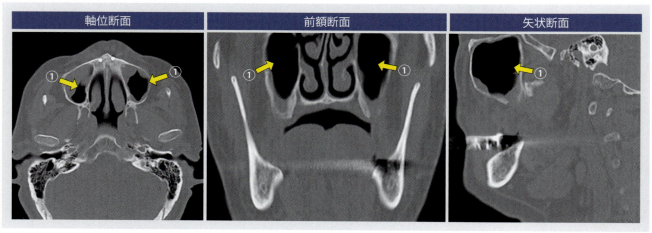

**3-3　迷入インプラント除去後のCT画像**
　左側上顎洞内に迷入したインプラントは除去されている．両側上顎洞内には粘膜肥厚が残存するものの，含気腔が復活している（➡①）

| 画像診断のポイント | インプラント偶発（併発）症の画像診断 |

　上顎洞内に迷入した金属製インプラントは，パノラマX線撮影で容易に発見することができる．ただし，患者の頭位によって洞内で迷入インプラントが移動することもあり，注意が必要である．パノラマX線や歯科用CBCTは立位あるいは座位で撮影するが，全身用CT撮影や歯科用チェアでの処置では仰臥位であることが多く，移動した迷入インプラントが上顎洞内の後上方に観察されるケースもある．

## Check Point 11
# 下顎インプラントの画像診断

勝又明敏，神部芳則，作山　葵，川合道夫

　下顎のインプラント治療にあたっては，下顎管やオトガイ孔の存在を考えながら画像検査と診断を進める必要がある．また，下顎小臼歯から前歯部にかけて歯槽骨の頬舌幅が狭い症例も多い．過去には下顎インプラント埋入手術に関係した事故も発生している．

## CASE 1

　62歳の男性．数年前より，5 に歯肉腫脹と疼痛が自覚されたという．動揺の大きな 5 を抜歯してインプラント治療することとなった．

　インプラント埋入位置を示すマーカーを入れた診断用ステントを装着して，パノラマX線画像（1-1）を撮影した．画像所見ではマーカー付近の歯槽頂から下顎管までは，インプラント埋入に十分な距離がある印象であった．また，5 抜歯窩が明瞭で 67 部歯槽骨には骨硬化像が認められた．

　続いて診断用ステントを装着してCT撮影（1-2）し，2本のマーカーに平行，かつ歯列弓に対して垂直な歯列顎骨の横断面像を作成した．横断面像では，歯槽骨の幅径はインプラント埋入に支障ないこと，および 5 抜歯窩が治癒（化骨）途中であり 6 部歯槽骨に骨硬化があることが確認された．患者には2本のインプラントが埋入され，経過は順調である．

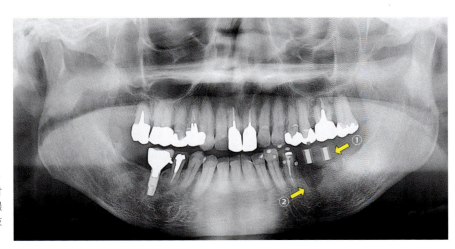

1-1　パノラマX線画像
　　下顎左側臼歯部にインプラント埋入予定位置を示すマーカーの付いたステント（⇒①）を装着して撮影したパノラマX線画像．5 の抜歯窩（⇒②）が認められる

〔臨床編〕Check Point 11

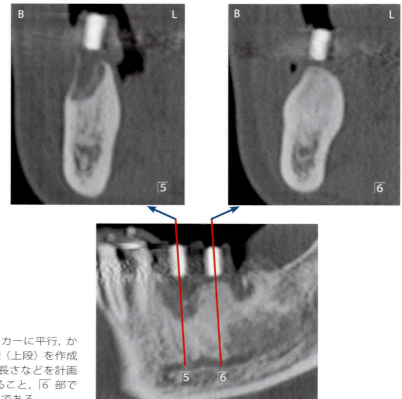

**1-2　CT画像**
　矢状断面の画像（下段）にある2本のマーカーに平行，かつ歯列弓に対して垂直な歯列顎骨の横断面像（上段）を作成し，インプラントの埋入位置，角度，および長さなどを計画する．|5部ではマーカー直下に抜歯窩があること，|6部では歯槽骨の骨硬化が著明なことに注意が必要である

### CASE 1　画像診断のポイント　歯列顎骨の横断面像と歯槽骨の頬舌幅

　歯列顎骨の横断面像では，断面の角度が変わると下顎骨の頬舌的な幅や形態が変化して見える（**図1**）．歯槽骨の頬舌径を計測したり舌側の皮質骨の厚さを確認したりする場合は，この変化に注意が必要である．最もシンプルに考えると，下顎骨は棒状の長管骨であるから，頬舌的な幅が最も狭く，かつ断面積が最も小さく観察される断面像を作って計測/診断するのが良い．

### 画像診断のポイント　インプラントのCT検査と金属アーチファクト

　口腔内に金属が多い症例の軸位断面CT画像では，放射状に拡がる白と黒の金属アーチファクトにより歯槽骨頂の位置や形態が見えにくいことがある（**図2**）．

　金属アーチファクトは，医科用（診断用）CT装置のX線が原子番号や密度が大きな金属を透過しないために生じる．歯冠補綴で多用される金属の原子番号は金が79，銀が47，パラジウムは46である．これに対して，インプラントの原料であるチタンの原子番号は21で，カルシウム20などに近く，比較的アーチファクトが生じにくい．

　しかし，複数のインプラントが並んだ部位では，X線検出器から見てインプラント同士が重なる方向で金属（チタン）の「厚み」が大きくなり，アーチファクトが生じる（**図3**）．このようなアーチファクトは，隣りのインプラント同士を結ぶ線のように見える．

　インプラントと骨の接合状態を観察する場合，隣りのインプラントによるアーチファクトの影響がないかを考える必要がある．

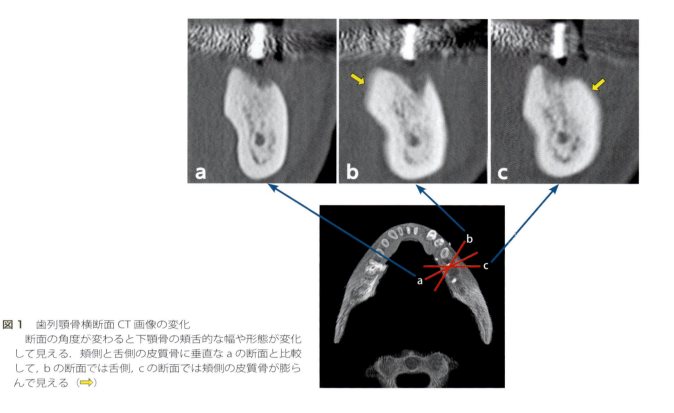

**図1** 歯列顎骨横断面CT画像の変化
　断面の角度が変わると下顎骨の頬舌的な幅や形態が変化して見える．頬側と舌側の皮質骨に垂直なaの断面と比較して，bの断面では舌側，cの断面では頬側の皮質骨が膨らんで見える（⇨）

　画像処理技術で金属アーチファクトを減らすシステムを搭載したCT装置も増えてきたが，歯科金属によるアーチファクトを消滅させるのは困難である．ただし，以下の方法を用いることでアーチファクトの影響を軽減することはできる．

### （1）CT再構築画像の断層厚さを変える（図4）

　金属アーチファクトはオリジナルの軸位断面画像に現われるノイズ（雑音）なので，歯列に平行または直交する断面像を再構築するときに断面を厚く設定し，多くのボクセル（画素）を重ね合わせることにより，軽減（目立たなく）することができる．

　ただし，断面の厚い画像では細かい歯根破折などの病変が目立たなくなるので，注意が必要である．特に，金属補綴物がある歯の歯根破折を軸位断面像で観察する場合などでは，断面を厚くするとパーシャルボリュームエフェクト（部分容積効果）により金属アーチファクトの影響が大きくなる場合がある（Check Point 3「歯の外傷の画像診断」参照）．

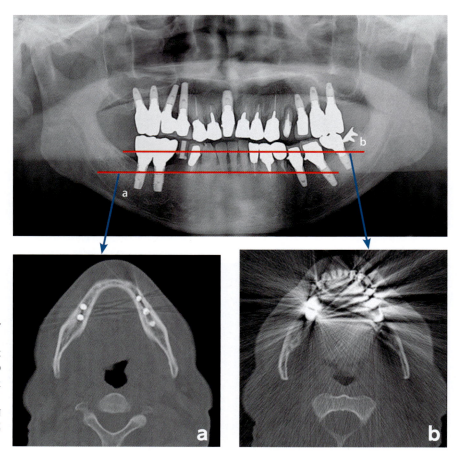

図2 インプラントや金属補綴物が多い症例のCT金属アーチファクト
下顎骨体レベルの軸位断面 (a) はインプラント体を含むが，チタンのX線吸収は金合金と比較して低いため，金属アーチファクトはあまり目立たない．金合金の補綴物を含む歯冠レベルの軸位断面 (b) では金属アーチファクトの影響が大きい

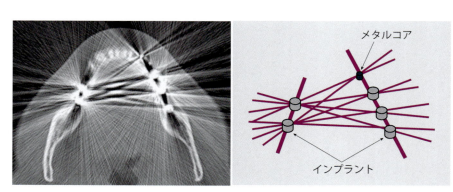

図3 金属アーチファクトが出やすい方向
アーチファクトは，金属が遮蔽物となり検出器にX線が到達しないことで生じる．アーチファクトはインプラントやメタルコアを結んだ線の方向で強くなる

### （2）咬合平面と平行な軸位断面を撮影する（図5）

歯科用コーンビームCT（CBCT）はパノラマX線撮影と共通した頭部位置付けで撮影することが多い．パノラマX線撮影では眼窩下縁と外耳道を結んだフランクフルト平面を水平にするが，CBCT撮影時には咬合平面を水平にする頭部位置付けのほうが，金属アーチファクトの影響領域を小さくできる．

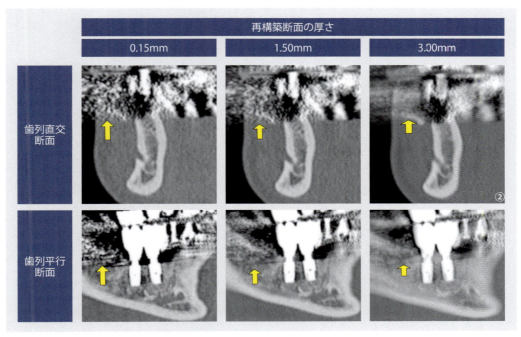

**図4** CT再構築画像の断面厚さと金属アーチファクトの影響
　　ノイズ状の金属アーチファクト（➡）は，再構築するときに断面を厚くすることにより軽減される

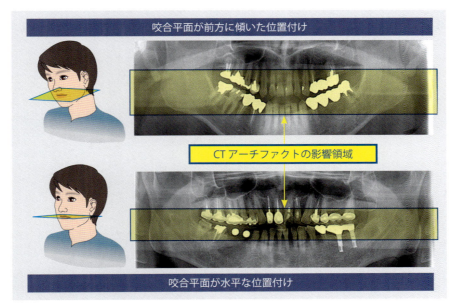

**図5** パノラマX線撮影時の患者位置付けと金属アーチファクトの影響領域
　　パノラマX線撮影と同じ頭部位置付けで撮影することが多い歯科用コーンビームCT（CBCT）では，「咬合平面を水平」にする頭部位置付けのほうが金属アーチファクトの影響領域を小さくできる

# CASE 2

48歳の女性．近医で下顎臼歯部にインプラントを埋入後に下口唇のしびれを生じたため，紹介来院した．

パノラマX線画像所見（**2-1**）では，7| 部にインプラントが埋入されており，下顎管上壁は不明瞭だが，下顎管下壁とインプラントの間は十分な距離をもつ印象であった．CT画像（**2-2**）を撮影してインプラントと下顎管に平行な断面を構築して観察したところ，インプラント下方に埋入時のドリリングによると思われる骨欠損があり，下顎管に接触している所見が認められた．下口唇のしびれは，理学療法と投薬により徐々に軽快した．

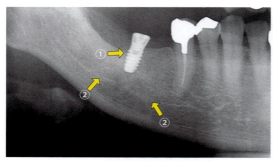

**2-1** パノラマX線画像
パノラマX線画像のインプラント（➡①）は，下顎管下壁（➡②）より距離をもって観察される

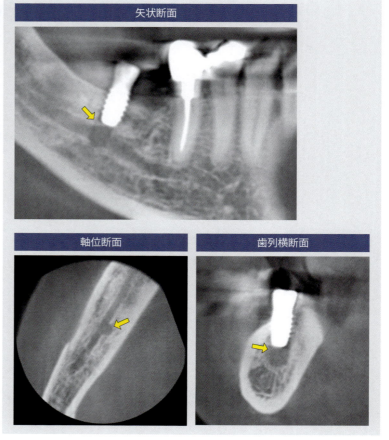

**2-2** CT画像
CT画像ではインプラント埋入のためのドリル孔が，下顎管と接触していることがわかる

# CASE 3

　57歳の男性．数年前に下顎右側のインプラントが破損したが，症状がないため放置していたという．破損したインプラントの除去を目的に口腔外科に紹介となった．

　口腔内所見では6⏌のインプラントは歯肉に覆われており，肉眼で観察できなかった．5⏌インプラントは，おおむね歯肉に覆われていたが，一部間隙を認めたためポケット測定したところ，10 mmであった．歯肉に排膿・腫脹等の感染所見は認めなかった．

　パノラマX線画像所見（3-1）では，6⏌および5⏌部の骨内にインプラント体1/2相当部で破折したインプラントが認められた．CT画像（3-2）で6⏌インプラントの下端は下顎管と離れているが，5⏌部インプラントの上部の頬側には骨の欠損領域があり，インプラント先端はオトガイ孔と近接することがわかった．また，6⏌破折インプラントの上部には骨が形成され，完全に骨に埋まった状態であった．

　外科用モータのラウンドやトレフィンバーとピエゾを利用し，オトガイ神経を傷つけないように6 5⏌部の破折インプラント体を除去した．また，動揺があった⏌5 6インプラントも鉗子にて除去した．術後，すべての部位において感染所見もなく経過良好である．

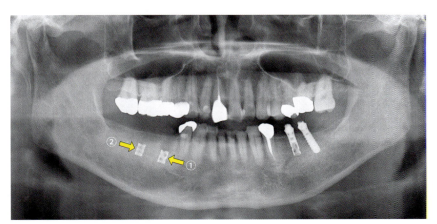

3-1　パノラマX線画像
　　　6⏌および5⏌部の骨内に，上部の破折したインプラント下端が残存する（➡
　　　①②）

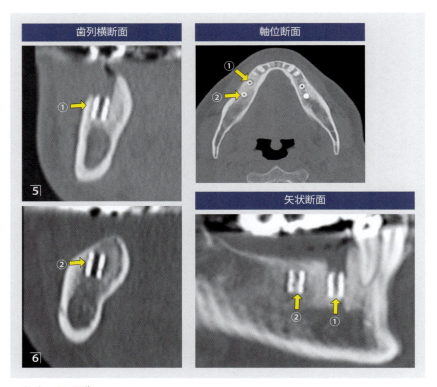

**3-2 CT画像**
CT画像で 5| 部インプラントの上部の頬側には骨の欠損領域があり（➡
①），|6 部インプラントは骨内に埋まっていることがわかる（➡②）

## 画像診断のポイント　下顎管が見えにくい症例

　日常臨床では，パノラマX線画像で見えにくい下顎管の走行を確認する目的でCT撮影することがある．しかし，パノラマX線画像で見えにくかった下顎管がCT画像で明瞭に観察できることはほとんどない（**図6**）．

　下顎管の内容物である血管と神経は軟組織である．パノラマX線画像で見えるのは，下顎管を取り囲む骨が作った「下顎管トンネルの外壁」であり，血管神経束ではない．下顎管壁には個人差が大きく，部位により下顎管壁が不明瞭となる症例や，全体的に下顎管壁がほとんど形成されていない症例もある．

　CT画像でも，顎管壁が形成されていない場合は下顎管の走行を確認することが難しい．ただし，血管神経束と周囲の骨髄組織にはCT値（ハンスフィールド値）で20〜30HU程度の差があるので，画像処理を加えることで不明瞭ながら下顎管を観察できる場合がある（**図7**）．具体的には，画像ノイズを減らすためにCT再構築画像の断面の厚さを大きくし，組織コントラストを上げるために表示するCT値のウインドウ幅を狭くすると良い．

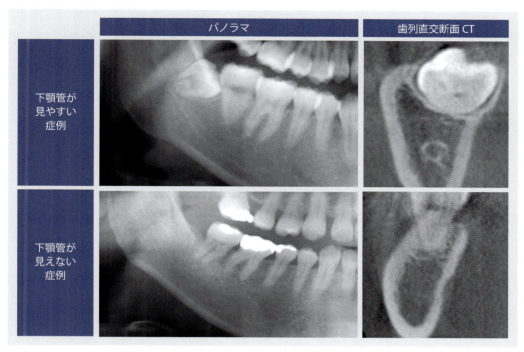

**図 6** 下顎管が見やすい症例と見にくい症例
　パノラマX線画像で下顎管が見やすい症例は，歯列顎骨横断面のCT画像でも下顎管が確認しやすい．パノラマX線画像で下顎管が見えにくい症例はCT画像でも見えない

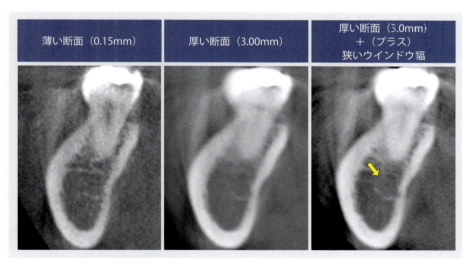

**図 7** CT再構築画像で下顎管が見えるようにする画像処理
　ノイズ除去のため再構築断面の厚さを大きくし，かつ組織コントラスト向上のために画像表示ウインドウ幅を狭くすると，不明瞭ながら下顎管が観察できる（➡）

## Check Point 12

# 唾液腺やリンパ節の疾患の画像診断

勝又明敏, 神部芳則, 林　宏栄

　軟組織である唾液腺やリンパ節は，パノラマや口内法X線画像で観察することができない．歯科医院に訪れた患者が顎下部や下顎枝後方の軟組織腫脹や疼痛を訴えた場合，パノラマX線検査により症状に関連する智歯周囲炎や根尖病変がないかを調べたうえで総合病院へ紹介されることが多い．

　歯学部附属病院における画像検査で，軟組織に腫瘍性病変が存在するか否かを診断するモダリティ（画像検査法）の第一選択となるのは，超音波検査である．超音波検査で病変が発見された症例では，詳細な診断のためにCTおよびMRI検査が施行されることになる．

### 画像診断のポイント　顎顔面軟組織のCT画像とMRI

　正常な顎下腺や耳下腺は，左右がほぼ同じ大きさと形態を示す．このため，CT画像やMRIで唾液腺を観察するには，左右の唾液腺が同時に見える軸位断面と前額（冠状）断面の画像を用いることが多い（**図1**）．

　軟組織をCT画像で観察する場合，表示するCT値の範囲を約500ww程度まで狭くした「軟組織表示ウインドウ」の画像を用いる．軟組織表示ウインドウのCT画像では，硬組織である骨や歯の詳細な構造が見えなくなるが，軟組織（筋肉や唾液腺）の外形が見分けやすい．唾液腺を見つけるには，顎下腺は下顎骨下縁と舌骨を，耳下腺は下顎枝後縁を参考にすると良い（**図2**）．MRIでは，CT画像と逆に歯質や皮質骨が黒く描出される．MRIはCT画像よりも組織コントラストが高いので，唾液腺と筋肉や血管をはっきりと見分けることができる（**図3**）．

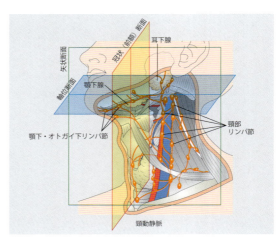

**図1**　耳下腺，顎下腺およびリンパ節
　CT画像やMRIでは，周囲の解剖構造の位置関係を把握したうえで，軸位断面，前額（冠状）断面および矢状断面を組み合わせて唾液腺やリンパ節を観察する

唾液腺やリンパ節の疾患の画像診断

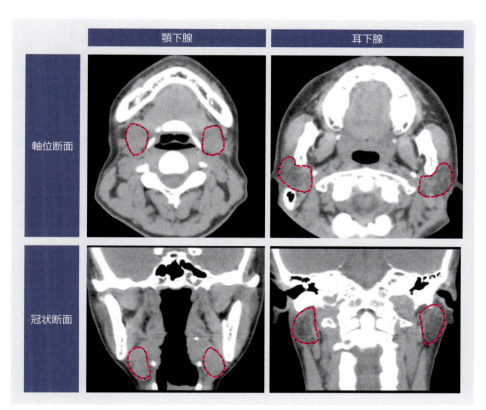

図2　耳下腺・顎下腺のCT画像
　耳下腺は筋肉よりやや低いCT値で，顎下腺は筋肉とほぼ同じCT値で描出される

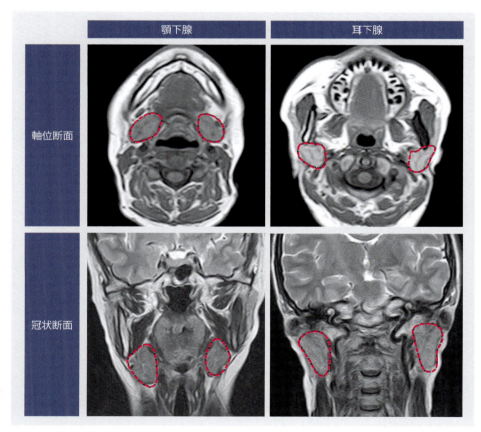

図3　耳下腺・顎下腺のMRI（T1強調像）
　軟組織である唾液腺は，MRIのほうがCT画像より明瞭に（組織コントラスト高く）観察できる

# CASE 1

　86歳の男性．数年前から右側顎下腺に唾石があることを指摘されていた．ときどき疼痛が出現することもあったが，自然軽快するため放置していた．初診の1カ月前から右側顎下部の腫脹および疼痛が出現したことから，精査・加療目的に口腔外科に紹介受診となった．

　口腔内所見で右側顎下部の腫脹は軽度で，双手診にて顎下腺に硬固物が触知できた．顎下腺に軽度の圧痛があり，右側舌下小丘からの唾液流出を認めなかったが，排膿などの感染所見はなかった．

　パノラマX線画像（**1-1**）にて，右側下顎角部下方に不透過像を認めた．CT画像（**1-2**）では，長径15 mm，短径7 mm大の唾石が右側顎下腺の腺体内に位置することが確認された．

　治療は，右側顎下腺の萎縮を認め唾石が大きく自然排出困難であることから，全身麻酔下で顎下腺摘出となった．

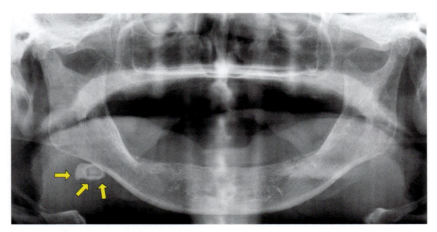

**1-1　パノラマX線画像**
　　右側下顎角の前方に長径15mm大のX線不透過像を認める．病変の位置は顎下腺体と一致する

唾液腺やリンパ節の疾患の画像診断

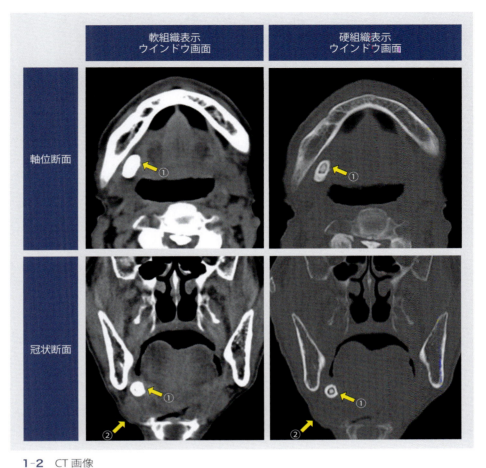

**1-2** CT画像
　唾石（⇒①）は右側顎下腺体内の上方に位置する．右側顎下部の腫脹（⇒②）も観察される

### CASE 1　画像診断のポイント　唾石症

　唾石は歯科臨床で遭遇することの多い唾液腺疾患である．ほとんどの唾石は顎下腺に生じ，**CASE 1**のようにパノラマX線画像で臼歯部の下顎骨下縁付近のX線不透過像として発見される症例が多い．パノラマX線画像で下顎骨下縁部に見られる大きな唾石は，顎下腺の腺体内にある．唾石の症状として食事の際の強い疼痛（唾仙痛）や顎下部の腫脹が知られているが，腺体内唾石には自覚症状のない例がある．これに対して，導管の途中や唾液の出口である舌下小丘付近で唾液の流出を妨げている小さな唾石は，唾仙痛などの症状を惹起しやすい．

　パノラマX線検査では，下顎骨と重複する導管の途中や舌下小丘付近の唾石が見えないので，口内法X線撮影の咬合法で唾石の有無を確認するのが良い（**図4**）．

97

〔臨床編〕Check Point 12

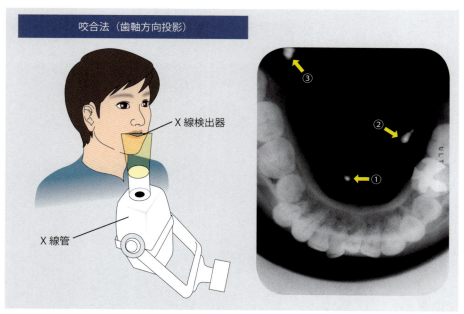

**図4** 顎下腺唾石の咬合法X線検査
咬合法撮影の模式図，および舌下小丘（⇒①），ワルトン管内（⇒②）および顎下腺体内（⇒③）の唾石が見える位置を示す咬合型X線画像（合成画像）

# CASE 2

5歳の女児．初診の3カ月前に母親が患児の口底部の腫瘤に気づいた．自覚症状はなかったが近医小児科を受診したところ，ガマ腫と診断された．機能障害もないため経過観察となったが，徐々に腫瘤が増大したため手術を希望し，口腔外科に紹介受診となった．

初診時，左側有意の両側口底部の腫瘤を認めた．腫瘤は弾性軟で薄紫色を呈し，疼痛などの自覚症状を認めなかった．

画像検査としてMRI（**2-1**）が施行された．両側舌下隙にT1強調画像で低信号，T2強調画像で均一な高信号を示す長径25 mm大の境界明瞭な病変を認め，内部に液体が貯留していることがわかった．臨床および画像所見から両側舌下型ガマ腫と診断し，全身麻酔下で開窓術が施行された．

## CASE 2　画像診断のポイント　ガマ腫

ガマ腫は舌下腺，顎下腺唾液の流出障害によって生じた嚢胞（貯留嚢胞）である．口底部に発現した大きなものは外観がガマガエルの喉頭嚢に類似することからこの病名がついた．

ガマ腫は発生部位から，**CASE 2**のように口底粘膜と顎舌骨筋の間（口底部）に発生する舌下型ガマ腫，顎舌骨筋と顎下部の皮膚の間に発生する顎下型ガマ腫，および舌下部と顎下部の双方にわたる舌下顎下型ガマ腫に分けられる．いずれもCT画像あるいはMRIで内部に液体を容れた境界明瞭な病変として認められる．

唾液腺やリンパ節の疾患の画像診断

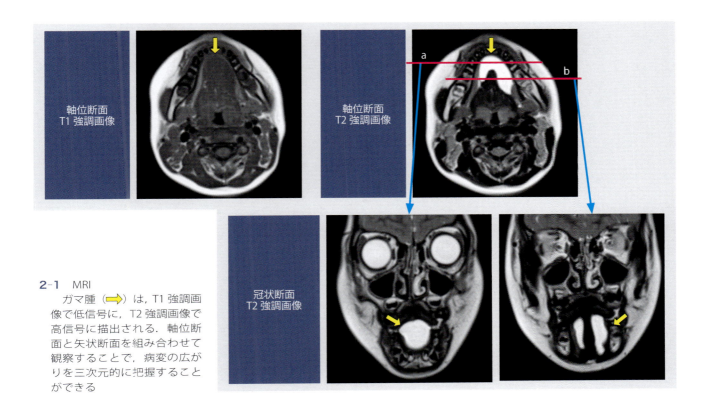

**2-1** MRI
ガマ腫（⇨）は，T1強調画像で低信号に，T2強調画像で高信号に描出される．軸位断面と矢状断面を組み合わせて観察することで，病変の広がりを三次元的に把握することができる

## CASE 3

61歳の男性．初診の2カ月前に左側顎下部の腫脹・違和感を自覚したという．1カ月前より近歯科医院にて7⏌の根管治療を開始するも症状の改善なく，顎下部の腫脹増大を認めたことから精査・加療目的に口腔外科に紹介受診となった．口腔内所見では7⏌根尖性歯周炎の症状や口底部の腫脹を認めなかったが，口腔外からは左側顎下部の腫脹を認め，硬結が触知された．

造影CT画像検査（3-1）を施行したところ，左側顎下腺相当部に内部壊死を伴った約60×50 mm大の腫瘤性病変と頸部リンパ節の腫脹を認めた．MRI（3-2）でも同様の所見が認められ，左側顎下腺の悪性腫瘍が疑われた．口腔外切開より生検が施行され，左側顎下腺の扁平上皮癌と診断された．

治療として全身麻酔下での手術が計画されたが，患者が動注化学放射線療法を希望したため，転院となった．

## CASE 4

65歳の男性．数年前から両側顎下部の腫脹が自覚された．下唇から採取した小唾液腺の生検により，導管周囲に多数のリンパ球が集まり，腺房細胞が萎縮する所見が得られたことから，自己免疫性疾患（ミクリッツ病）が疑われた．ステロイド投与を開始したところ，2カ月で両側顎下腺の腫脹は消退した．

〔臨床編〕Check Point 12

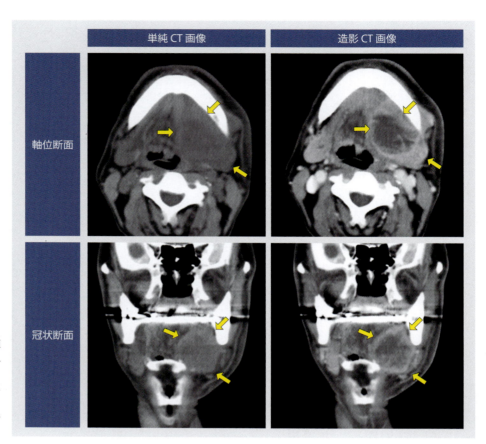

3-1 造影CT画像
　左側顎下腺の腫瘤（➡）は，単純CT画像では均一なCT値を示す病変として認められる．経静脈造影CT画像では，腫瘤の組織が造影剤によりエンハンス（強調）されるため，腫瘤の中央部にCT値の低い壊死領域があることがわかる

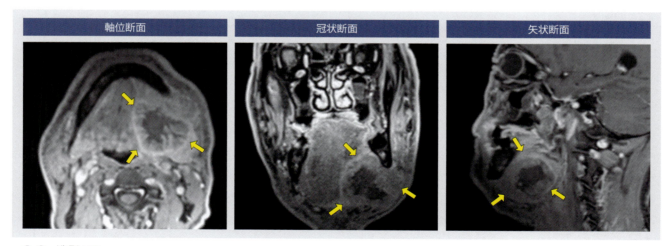

3-2 造影MRI
　軸位，冠状（前額）および矢状断面像で，左側顎下線の腫瘤（➡）が明瞭に観察される

　その後も投与量を漸減しながらステロイド治療を継続していたが，初診2年6カ月後に両側顎下腺の再度腫脹を認めたため，画像検査が施行された．CT画像（4-1）では，大きな腫瘤により頬部と顎下部が膨隆する様子が観察された．MRI（4-2）では唾液腺と筋肉や血管を識別することができるため，腫瘤がそれぞれ約70×50 mm大に腫大した耳下腺と約40×30 mm大に腫大した顎下腺であることが確認された．

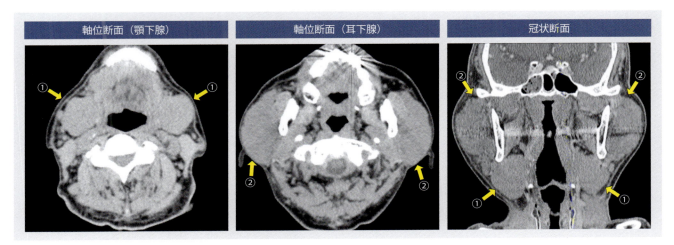

**4-1** 造影 CT 画像
　顎下腺（⇒①）および耳下腺（⇒②）の腫脹が認められる．腫脹した唾液腺の CT 値は筋肉とほぼ同じで，咀嚼筋と耳下腺が見分けにくい部分がある

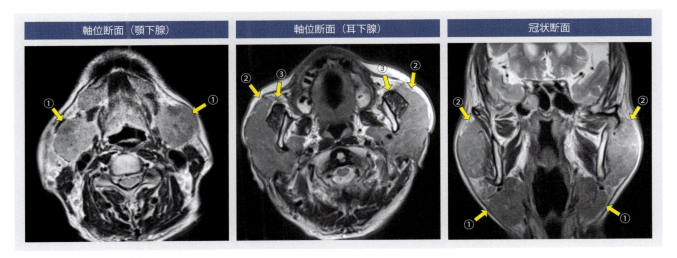

**4-2** MRI（T2 強調像）
　顎下腺（⇒①）および耳下腺（⇒②）の腫脹が認められる．MRI では，耳下腺と咀嚼筋（⇒③）の識別が容易である

　全身麻酔下で顎下腺の一部とリンパ節の摘出生検を施行した結果，悪性リンパ腫を示唆する所見は得られず，ミクリッツ病の再発と診断された．ステロイド 40 mg を 1 日 2 回投与した結果，1 週間で腫脹は消退した．その後はステロイドを漸減しながら投与を継続している．

### CASE 4　画像診断のポイント　ミクリッツ病とシェーグレン症候群

　口腔や眼の乾燥および唾液腺や涙腺の腫脹を生じるミクリッツ病は，シェーグレン症候群の類似病変と見なされていたが，近年，IgG4（免疫グロブリン G のサブクラス IgG4）が関係する独立した自己免疫疾患として扱われるようになった．ミクリッツ病とシェーグレン症候群は血清 IgG4 の値で鑑別される．シェーグレン症候群では末梢導管や腺房の破壊を示唆する唾液腺造影の「リンゴの木所見」が画像所見として有名であるが，ミクリッツ病はこのような所見を示さない．

## Check Point 13

# 軟組織疾患の超音波画像診断

林　孝文，髙村真貴，小林太一，曽我麻里恵，新國　農，勝良剛詞，田中　礼

　超音波診断は軟組織を簡便・非侵襲的に画像化する画像診断法であり，歯科領域でも今後利用される機会は増える可能性がある．

### 超音波診断法の原理（図1）

　人間の耳で聞くことのできる音の周波数は可聴域といわれており，これより高い周波数の音波が超音波である．超音波診断法は超音波を生体内に入射し，透過し密度などの性質の異なる境界面から戻ってくる反射波を受信して，解剖学的構造や組織性状，動きや血流分布の状態を画像化する手法である．探触子（プローブ）は超音波を発信するとともに生体から戻ってきた超音波を受信する．

　超音波ビームの走査により得られたエコーの強度を輝度（brightness）に変換し，エコー分布の輝度の二次元像としてリアルタイムに得る方法をBモード法という．Bモード画像において病変のエコー信号を表現する場合，周囲実質と比較しエコー輝度が高い場合には高エコー（hyperechoic），輝度が低い場合には低エコー（hypoechoic）という．

　音源が観察者に近づいてくる場合は，疎密波の疎密の間隔が密になり周波数が高く聞こえ，遠ざかる場合は疎になり周波数が低く聞こえる現象をドプラ（Doppler）効果と

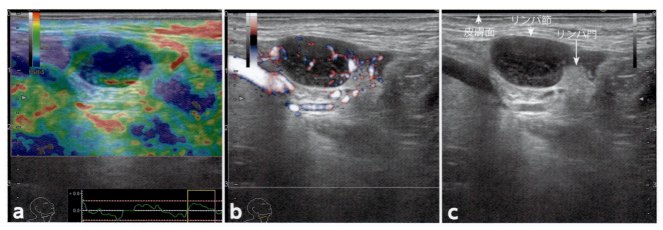

**図1**　炎症で腫大した顎下リンパ節の超音波横断画像（a：エラストグラフィ，b：ドプラ，c：Bモード画像）
　Bモード画像において，リンパ節は低エコー（黒い色調），リンパ門は高エコー（白い色調）に描出されている．ドプラ（カラードプラ）では血流情報，エラストグラフィでは硬さ情報が，Bモード画像にカラーで重ねられて表示される

いう．ドプラ法は，血流内の血球成分により引き起こされるドプラ効果を利用して血流の速度や方向を測定する方法である．

　組織弾性イメージング（エラストグラフィ）は，組織の硬さを表す物理量である弾性係数を画像化したものである．癌組織などは周囲よりも硬い傾向にあるため，Bモードで判断困難な場合に補助的に利用されている．

## 歯科における超音波診断の適応

　超音波診断は硬組織内部の画像化に適さないため，適応となる歯科疾患は顎顔面領域の軟組織に病的変化が生じるものに限定される（**表1，2**）．歯や骨，空気が存在すると超音波はその表面の界面でほとんどが反射してしまうため，表面よりも深部は画像化することができない．また，軟組織深部の描出にも限界があり，一般的な浅部用のプローブを使用した場合，良好な画像が得られるのは数cm以内である．

　口腔外走査では，対象となる部位は大唾液腺や頸部リンパ節をはじめとする顔面・頸部の軟組織が主体となり，顎関節や口底部も皮膚面から浅い一部が適応となる（**図2**）．また，術中用の小型プローブを利用することにより口腔内走査が可能であり，プローブの形状にもよるが，舌，口底，頰粘膜，口蓋，歯肉・歯周組織を画像化できる（**図3**）．ただし，超音波が透過しやすいように凹凸部を埋める適切な音響カップリング材を介在させる必要がある．今後は形状や画質を歯科に特化させた口腔内専用のプローブの開発が期待される．

**表1**　超音波診断の対象部位と疾患

|  | 部位 | 疾患 |
|---|---|---|
| 口腔外走査 | 大唾液腺<br>頸部リンパ節<br>顎関節<br>顔面・口底 | 唾石症，唾液腺炎，唾液腺腫瘍<br>リンパ節炎，悪性リンパ腫，リンパ節転移<br>関節円板位置異常，顎関節炎<br>筋炎，蜂窩織炎，根尖病変，骨膜炎，膿瘍，腫瘍性病変 |
| 口腔内走査 | 舌，口底，頰粘膜，口蓋，小唾液腺，歯肉・歯周組織 | 炎症性・反応性病変，腫瘍性病変（良性・悪性） |

**表2**　超音波診断とCT・MRIの比較

|  | 長所 | 短所 |
|---|---|---|
| 超音波診断 | 迅速・簡便で経済的<br>電離放射線被曝がない<br>空間分解能・組織コントラストが高い | 視野が限定される<br>硬組織の内部は見えない<br>経験による診断能の差が大きい |
| CT | 撮影時間が短い<br>空間分解能が高い<br>硬組織の描出に優れる | 電離放射線被曝がある<br>組織コントラストが低い<br>金属アーチファクトがある |
| MRI | 骨髄の評価が可能<br>電離放射線被曝がない<br>組織コントラストが高い | 検査コストが高い<br>金属アーチファクトがある<br>動きのアーチファクトがある |

[臨床編] Check Point 13

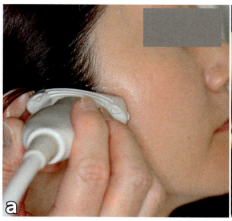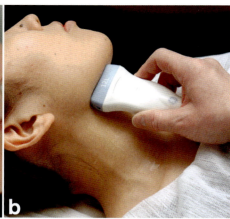

図2 口腔外超音波走査の様子
右側顎関節部の走査の例（a）と右側顎下腺部の走査の例（b）を示す．顎関節部では，下顎頭外側端が開閉口で同一断面に描出されるような横断像を，顎下腺部では下顎骨下縁を目安として，これに平行な横断像と垂直な縦断像を撮影すると再現性が得られやすい

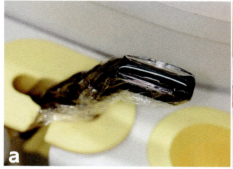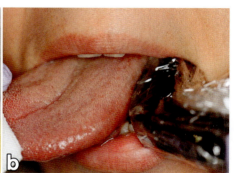

図3 口腔内超音波走査の様子
ホッケースティック型の小型術中用プローブの走査面に高分子音響カップリング材を短冊状に切ったものを載せ，汚染防止用のラッピングをして口腔内走査を行う（a）．bは舌左側縁の走査の様子である

## CASE 1

60歳代の女性．下顎左側臼歯部の腫脹を主訴に来院した．2カ月前から気づいていたがそのままにしていたという．

下顎左側臼歯部皮膚面からの口腔外超音波走査により，6 の根尖性歯周炎と頬側皮質骨の断裂と周囲組織，頬筋への炎症の波及が認められた．超音波診断でもその後の造影CT画像と同等の情報が得られていた．その後，6 は抜歯され，経過良好である．

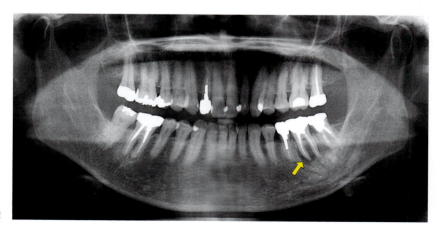

1-1 パノラマX線画像

軟組織疾患の超音波画像診断

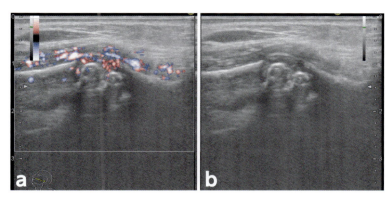

1-2 口腔外超音波横断画像（a：ドプラ，b：Bモード画像）

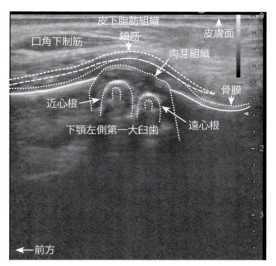

1-3 Bモード画像のシェーマによる説明

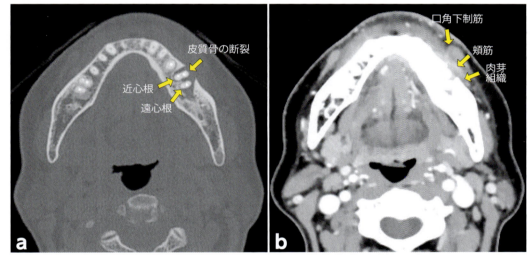

1-4 下顎大臼歯レベルの単純CT骨表示横断画像（a）と造影CT軟組織表示横断画像（b）

## CASE 1　画像診断のポイント　根尖性歯周炎

　パノラマX線画像では，6̲ 根尖部を中心として，境界比較的明瞭なるも白線がやや不鮮明で周囲に骨硬化像を伴う歯槽骨吸収が認められる（1-1）．歯槽骨吸収の頰舌側への広がりや炎症の波及の評価は，パノラマX線画像では困難である．

　左側大臼歯部皮膚面からの口腔外超音波走査により，6̲ 部の頰側皮質骨の断裂が認められ，これを音響窓として骨内の観察が可能である（1-2，1-3）．近遠心根とこれを取り巻き骨外に軽度膨隆した肉芽組織の増生が認められ，ドプラでは微細で豊富な血流が確認できる．また軽度に押し上げられた骨膜も確認でき，ドプラでその辺縁に沿って血流増加がみられる．

　CT画像では 6̲ 部の頰側皮質骨の断裂が認められ，造影により近遠心根を取り巻き頰側に膨隆する肉芽組織と頰筋の圧排像が確認できる（1-4）．

# CASE 2

80歳代の女性．左側顎下部の腫脹を主訴に来院した．最近増大傾向にあるという．左側の顎下腺部に無痛性の腫瘤を認める．

左側顎下部皮膚面からの口腔外超音波走査により，左側顎下腺後部に低エコーの腫瘤性病変が認められ，部分的に腺体に覆われる所見を示すことから顎下腺腫瘍が最も考えられた（2-1）．腫瘍摘出術が施行され，病理組織学的には多形腺腫であった．形態学的には，超音波診断でもMRI（2-2）と同様の情報が得られていた．

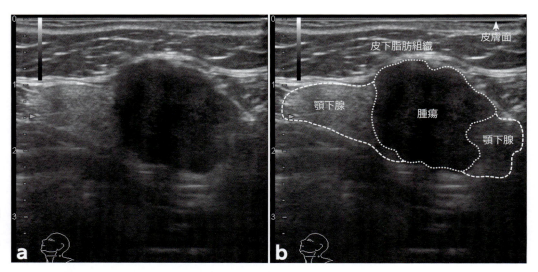

2-1 左側顎下腺部超音波横断画像（a）とシェーマによる説明（b）

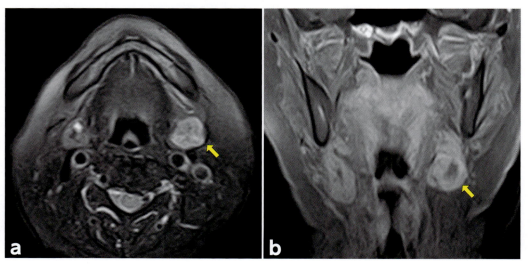

2-2 顎下腺部MRIの脂肪抑制T2強調横断画像（a）と脂肪抑制造影T1強調冠状断画像（b）

| CASE 2 | 画像診断のポイント | 顎下腺腫瘍 |

左側顎下部皮膚面からの口腔外超音波走査により，左側顎下腺部に長径18×短径16mm程度の境界比較的明瞭なるも辺縁に微細で不整な凹凸を有する低エコー病変が認められる．前後に接する顎下腺腺体とは境界やや不明瞭であり，部分的に腺体に覆われる

位置関係にあることから，顎下腺腫瘍が考えられ，頻度的に多形腺腫が最も可能性が高いと判断された．

MRIでは，T2強調像にて境界明瞭なるも辺縁に凹凸を有する内部不均一な高信号の類球形の腫瘤性病変が認められる（2-2a⇒）．造影T1強調像では不均一に顎下腺腺体よりやや強く造影され，内部に造影性の弱い不定形の領域がみられる．病変は前縁から上縁にかけて顎下腺腺体に覆われている．

## CASE 3

70歳代の男性．右側顎下部の腫脹を主訴に来院した．2週前に 7| を辺縁性歯周炎にて抜歯したが，その後より次第に増悪してきたという．右側顎下部に圧痛を伴う硬い腫脹を認める．

右側顎下部皮膚面からの口腔外超音波走査により，顎下腺腺体の腫大と不定形の低エコー域が認められ，顎下腺炎が最も考えられた（3-1，3-2）．超音波診断でも，その後の造影CT画像（3-3）と同等の情報が得られていた．その後，消炎処置が施され，経過良好である．

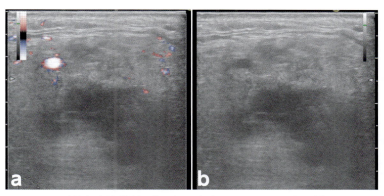

3-1 口腔外超音波横断画像（a：ドプラ，b：Bモード画像）

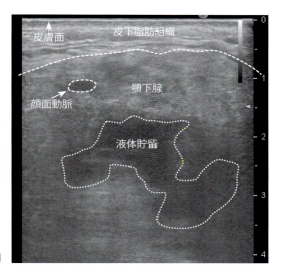

3-2 Bモード画像のシェーマによる説明

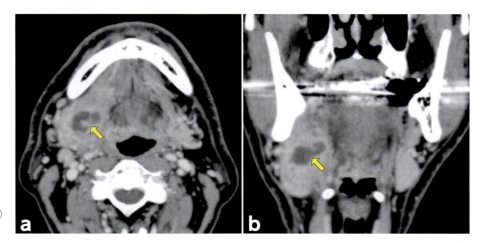

3-3 顎下部造影CT横断画像（a）と冠状断画像（b）

〔臨床編〕Check Point 13

### CASE 3　画像診断のポイント　顎下腺炎

　顎下部皮膚面からの口腔外超音波走査により，顎下腺の腺体内内側寄りの部分に境界不明瞭で辺縁が凹凸不整なアメーバ状の形態の低エコー域を認める．顎下腺腺体は内部不均一に腫大しており，外側に軽度膨隆した形態を呈している．唾液もしくは膿瘍などの液体貯留を伴った顎下腺炎の所見と判断される．

　造影CT画像でも顎下腺腺体内内側寄りの領域に，不整形の唾液もしくは膿瘍などの液体貯留を示唆する低濃度域が認められ（図3-3➡），辺縁は滲むように帯状に造影され，顎下腺腺体は腫大し内部不均一であり，外側に膨隆した形態である．

## CASE 4

　40歳代の女性．左側舌下面の腫脹を主訴に来院した．1カ月前から口内炎様症状が出現し，腫脹が増大傾向にあるため来院した．口腔内では，舌左側縁の粘膜部に周囲に硬結を伴った白色病変を認める．潰瘍は認められない．軽度の疼痛を伴っている．

　口腔内超音波走査により悪性腫瘍の可能性が示唆されたため（4-1, 4-2），MRI（4-3）やCT・PET/CTなどの画像検査が施行され，生検にて扁平上皮癌と診断された．その後，舌部分切除術が施行され，切除された腫瘍の病理診断も扁平上皮癌であった．現在，術後経過良好である．

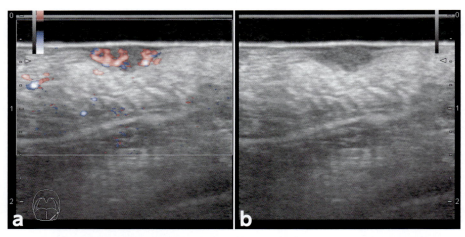

4-1　口腔内超音波横断画像（a：ドプラ，b：Bモード画像）

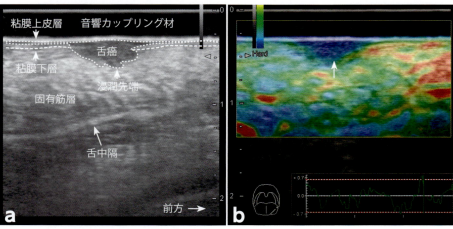

4-2　Bモード画像のシェーマによる説明（a）とエラストグラフィ画像（歪みを用いた手法；b）

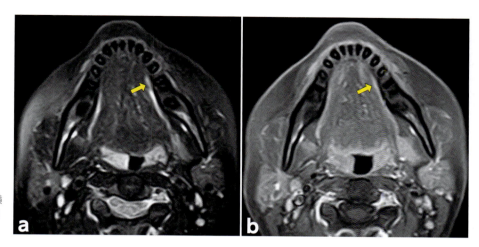

**4-3** MRIの脂肪抑制T2強調横断画像（a）と脂肪抑制造影T1強調横断画像（b）

### CASE 4　画像診断のポイント　初期の舌癌

　口腔内超音波走査では，舌左側縁に，粘膜上皮層と連続性を有する辺縁に凹凸を有する厚さ4mm程度の不定形の低エコー病変を認める．内部エコーはやや不均一であり，ドプラでは深部辺縁から病変内にかけて比較的豊富な樹枝状の血流が認められる．比較的小さい病変であるが，粘膜上皮層との関係や血流から，悪性腫瘍（扁平上皮癌）の可能性があると診断される．

　歪みを用いた組織弾性画像（エラストグラフィ）では，病変は周囲組織と比較し変形しづらく硬い傾向が示され（4-2b ⇒），悪性腫瘍の可能性が高いことを裏付けている．なお，このエラストグラフィでは硬い領域が青で表示される設定である．

　MRIでは，舌左側縁の粘膜相当部に，T2強調像にて比較的高信号，造影T1強調像にて造影される平坦な病変を認めるも，質的診断には至らない．PET/CTも施行されたが，舌に有意な病的集積像は認められなかった．またCT画像でも病変は検出できなかった．

## おわりに

　超音波診断の利点としては，X線被曝がなく非侵襲的であること，迅速かつ簡便で経済的であること，高い空間分解能を有しつつリアルタイムの観察が可能であること，エラストグラフィを用いると組織の硬さ情報も得られることがあげられる．その一方で，歯科における欠点として硬組織内部の画像化が困難であることが重大である．このため，従来のX線画像診断の苦手分野を補うような利用のしかたが望ましいと考えられる．

## Check Point 14
# パノラマとセファロによる症候群の画像診断

勝又明敏，神部芳則，小濱亜希，笹栗健一

先天あるいは後天性で「症候群」の病名が付く全身疾患には，顎顔面の骨や歯に症状を現すものが少なくない．症候群そのものの治療が歯科に委ねられることは少ないが，患者が口腔機能の障害なく生活するために歯科治療が不可欠である．

## CASE 1

8歳の男児．永久歯の萌出遅延を主訴に来院した．

パノラマX線画像（1-1）では，上下顎に合計9本の埋伏過剰歯が認められ，下顎角と下顎枝の形成不全もある．正面セファログラムで認められた頭蓋縫合の閉鎖不全，CT画像で見られた頬骨弓の欠損あるいは形成不全，および胸部X線画像で認められる鎖骨の欠損あるいは形成不全を示す（1-2）．

### CASE 1　画像診断のポイント　鎖骨頭蓋異形成

鎖骨頭蓋異形成は，鎖骨の低形成または無形成，頭蓋骨縫合の閉鎖遅延，多数の埋伏過剰歯を含む歯の異常が3つの主要徴候とされる遺伝性の疾患である．常染色体優性遺伝疾患であり，RUNX2/CBFA1遺伝子の変異を原因とすることが知られている．

患者は大きな幅広い泉門をもち，生涯にわたり閉鎖しない場合もあるとされる．鎖骨は低形成もしくは欠損して，肩を正中で合わせることができる．歯の異常として複数の過剰歯の発生と永久歯萌出不全が生じ，顎骨にも形態異常を生じる．

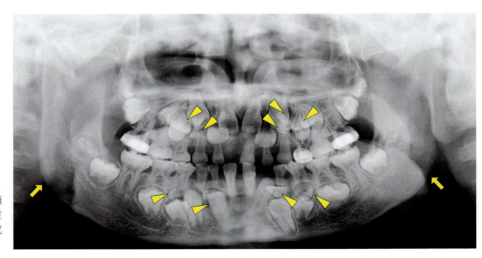

1-1　パノラマX線画像
多数の埋伏過剰歯（▷）が，歯科臨床で問題となる鎖骨頭蓋異形成の特徴である．本症例では下顎角と下顎枝の形成不全（⇨）も認められる

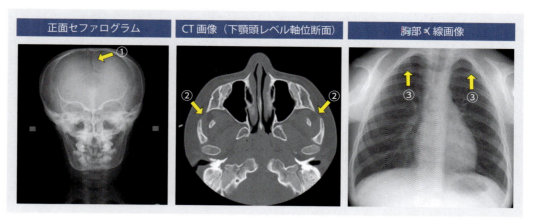

1-2 正面セファログラム，軸位断面CT，胸部X線画像
　　鎖骨頭蓋異形成の症状である頭蓋縫合の閉鎖不全（➡①），頬骨弓の欠損あるいは形成不全（➡②），および鎖骨の欠損あるいは形成不全（➡③）

## CASE 2

18歳の女性．パノラマX線画像（2-1）では，歯根形成中の 8|8 歯冠を含み直径15〜25 mm大に拡大する円形・単胞（房）性のX線透過性病巣が認められる．下顎ほど明瞭でないが，8|8 歯冠周囲にも単房性のX線透過性病巣があることがわかる．

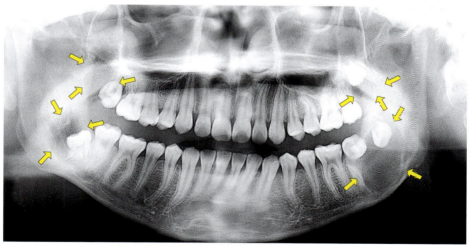

2-1 パノラマX線画像
　　基底細胞母斑症候群として知られるゴーリン症候群では，永久歯萌出期に多数の角化囊胞が生じることがある．上下左右の智歯歯冠周囲に囊胞（➡）が認められる

### CASE 2　画像診断のポイント　ゴーリン（Gorlin）症候群

　ゴーリン症候群は基底細胞母斑症候群とも呼ばれる．発達上の奇形と遺伝的な高い発癌性を併せもつ神経皮膚症候群である．発達上の奇形には手掌，足底反膚表面の小陥凹，二分肋骨ないし癒合肋骨，椎骨の異常，大脳鎌の石灰化などがあるが，顎顔面領域で重要なのは顎骨への歯原性角化囊胞（角化囊胞性歯原性腫瘍）の多発である．発癌に関しては基底細胞癌，髄芽腫，卵巣腫瘍の発生が知られている．

[臨床編] Check Point 14

　顎骨囊胞の精査にはCT画像が有効であるが，本疾患の特徴の一つである基底細胞癌の発症に放射線被曝が関連することが知られており，CT検査にあたっては患者へのインフォームド・コンセントに留意する必要がある．

　それぞれの症状ごとに好発年齢が異なるため，経時的に診察して早期に発見・診断することが望ましい．

　肋骨，椎骨，頭蓋骨など骨格の異常は小児期より認められるが，顎骨の囊胞多発は永久歯の萌出時期に現れることに注意したい．「基底細胞母斑症候群」の病名の由来でもある皮膚の変化や基底細胞癌の発生は，最も遅れて20歳すぎになる．

# CASE 3

　63歳の女性．下顎右側臼歯部に歯肉の発赤腫脹と排膿が続いているという．

　パノラマX線画像（3-1）では，骨硬化の著しい下顎骨に陳旧性の骨折線が認められ，6| 残根の根尖を含むX線透過性病巣が形成されている．臨床および画像所見から，骨髄炎と診断された．また，残存歯の根尖には，セメント質過形成と思われるX線不透過像が見られる．

## CASE 3　画像診断のポイント　骨硬化性疾患

　骨硬化性疾患とは，全身にびまん性の骨硬化をきたす疾患群で，濃化異骨症（ピクノディスオストーシス），大理石骨病，骨斑紋症，骨線状症，流蝋骨症，異骨性骨硬化症，頭蓋骨幹異形成症，硬化性骨症など多数の疾患が含まれる．X線所見として，海綿骨の骨硬化および皮質骨の肥厚が特徴的である．これらは，頭蓋冠，頭蓋底，四肢長管骨，鎖骨などに認められるが，下顎骨も骨変化が著明に現れる部位である．骨硬化性病変は難治性の骨髄炎を伴いやすい．また，容易に骨折を生じるが，骨折治癒はきわめて遅延して偽関節を生じることもある．

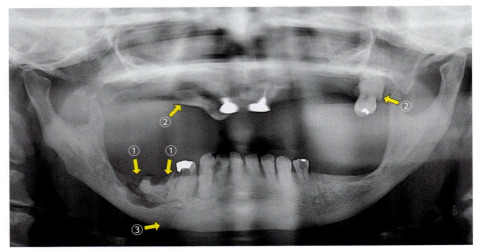

3-1　パノラマX線画像
　　骨硬化の著しい下顎右側臼歯部に残根の根尖を含む病巣が認められる（→①）．残存歯の根尖にはセメント質過形成が見られる（→②）．過去の骨折の痕跡もある（→③）

# CASE 4

19歳の女性．パノラマX線画像（4-1）では，右側の顎骨が小さく，下顎正中は右側に偏位している．また，歯根の形成が遅延している．正面セファログラム（4-2）では，下顎正中が偏位し，顔面非対称が著明である．

| CASE 4 | 画像診断のポイント | 進行性顔面片側萎縮症（ロンバーグ病） |

進行性顔面片側萎縮症は，顔面片側の骨組織および軟組織が進行性に萎縮する疾患である．顔面萎縮の症状は幼少時から青年期に出現することが多く，三叉神経の支配領域に生じるが，顔面の感覚異常や運動障害は見られない．治療として顔面の非対称に対する骨や軟組織の移植手術，あるいは顔面の骨切り術（外科矯正）が行われる．

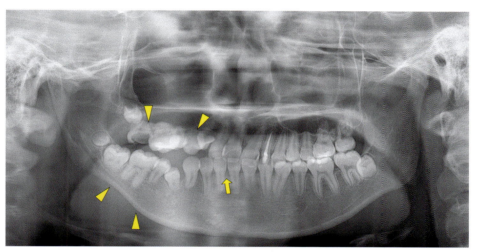

**4-1　パノラマX線画像**
　右側上下顎骨の低形成が著明で，歯の形成も遅延している（▷）．下顎正中は右側に偏位する（⇨）

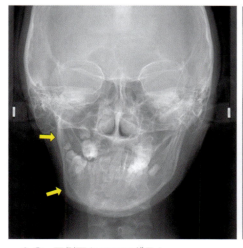
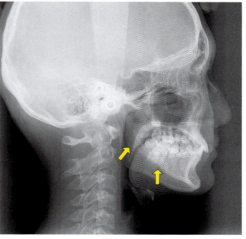

**4-2　正側面セファログラム**
　右側下顎角から下顎枝にかけての低形成を認める（⇨）

# CASE 5

　15歳の女性．小下顎症では下顎前歯の歯列が正常な位置よりも舌側に後退するため，下顎前歯がパノラマX線画像（**5-1a**）で明瞭に描出される断層域から外れて不明瞭となりやすい．側面セファログラム（**5-1b**）では下顎骨が小さくオトガイが後退する所見が認められる．

### CASE 5　画像診断のポイント　ピエールロバン（Pierre Robin）症候群

　ピエールロバン症候群は，成長が不十分な下顎歯列弓が正常よりも遠心に咬合した状態（Ⅱ級，下顎後退）となる小下顎症の一つである．先天性に小下顎症を伴う疾患は，ピエールロバン症候群のほかにトリーチャーコリンズ症候群や片側性の小顎を示す第一第二鰓弓症候群などがある．小下顎症の臨床上の特徴には，鳥のような顔つき（鳥貌様顔貌）になること，および舌根が沈下して気道が狭窄し，閉塞性の睡眠時無呼吸を起こしやすくなることがある．

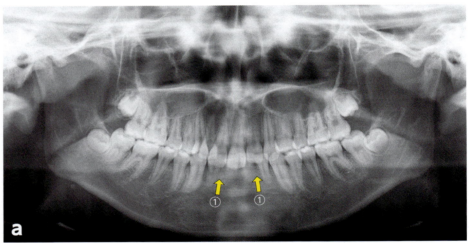

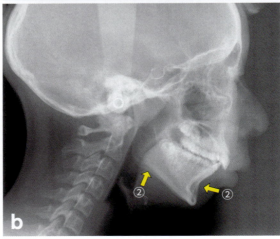

**5-1** パノラマX線画像および側面セファログラム
　パノラマX線画像（a）では，断層域から外れる下顎前歯が不明瞭（➡①）．側面セファログラム（b）では下顎骨が小さくオトガイの後退が著明（➡②）

## CASE 4, 5　画像診断のポイント　側面セファログラムで注意したい異常像

　側面セファログラムの画像診断では上下顎の咬合関係や顎骨形態の分析に集中しがちであるが，全身疾患に関連する異常所見にも注意を払いたい．

　先端巨大症（アクロメガリー）は，成年でありながら手足など身体の先端が肥大する疾患で，思春期までに発症すると巨人症になる．顎顔面では前額部の突出や，下顎前突などを生じやすい．原因として脳下垂体の腫大による下垂体性成長ホルモンの分泌亢進があげられる．図1には先端巨大症による下顎前突に対して骨切り手術が行われた40歳女性患者の側面セファログラムを示す．正常例と比較して下垂体窩（Sella）が著明に拡大する所見が認められる．

　睡眠時無呼吸症候群は，症状の改善に口腔内装置を用いたり，治療として下顎骨切り術が行われたりする，歯科との関連が深い疾患である．症例の多くは，睡眠時に舌根が沈下して気道が閉塞するために呼吸が止まる閉塞性睡眠時無呼吸症候群である．下顎が小さい症例では閉塞性睡眠時無呼吸症候群のリスクが高くなるので，セファログラムで気道幅の縮小に注意したい．図2は閉塞性睡眠時無呼吸症候群のセファログラムである．気道幅の縮小は，第2頸椎下縁あるいは下顎骨下縁レベルで診断する場合が多い．症例の気道は，正常な気道幅径（約20 mm）の約半分に狭窄している．

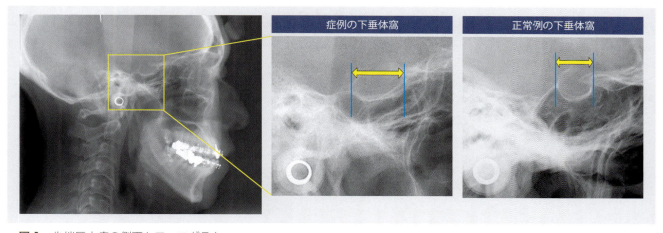

**図1**　先端巨大症の側面セファログラム
　　44歳の女性で下顎後退術後に撮影された画像である．症例の下垂体窩（Sella）は正常よりも大きい

[臨床編] Check Point 14

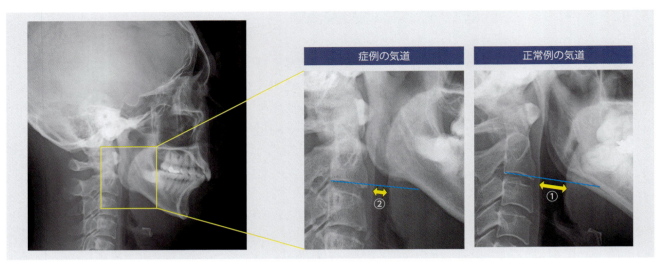

**図2** 閉塞性睡眠時無呼吸症候群のセファログラム
第2頸椎下縁レベルで気道の幅を正常例（⇨①）と比較すると，睡眠時無呼吸症候群のセファログラムでは約10mm以下に狭窄している（⇨②）

# CASE 6

14歳の女性．パノラマX線画像（6-1）では，年齢に比べて永久歯の萌出と歯根の形成が遅く，萌出が完了した前歯は歯根が短い形態を示す．

## CASE 6　画像診断のポイント　ダウン（Down）症

ダウン症は1,000人に1人以上発生すると言われる頻度の高い染色体異常で，21番染色体の過剰により生じる．精神と身体の発達遅滞および先天性の心疾患が代表的な症状だが，ほかにも多様な合併症が報告されている．歯科的に注意が必要なのは歯の異常で，先天欠如歯，矮小歯，円錐歯，短根歯など歯数，形態の異常が見られる．上顎の劣成長や高い口蓋もよく知られる口腔症状である．

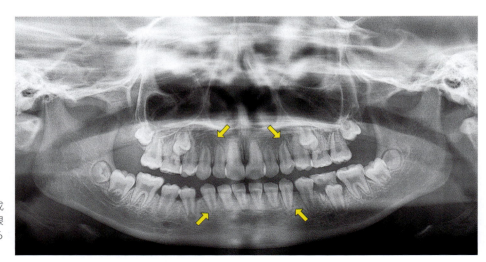

6-1　パノラマX線画像
永久歯の萌出と歯根の形成が遅く，萌出した歯でも歯根が短い形態となることがある（⇨）

## Check Point 15

# 顎骨の炎症の画像診断

勝又明敏，神部芳則，林　宏栄

　顎骨の「骨炎」あるいは「骨髄炎」は，根尖性歯周炎や智歯周囲炎などの炎症が広範囲に波及した状態である．このため，原因歯の探索と炎症が波及している範囲の推定が画像検査の目的となる．画像検査の前に，口腔内と顔面を診察して顔面や歯肉の発赤腫脹，歯肉の瘻孔や外歯瘻の有無，リンパ節腫脹の有無などを調べることが大事である．

## CASE 1

　48歳の男性．初診の1カ月前から左側顎下部の腫脹を認め，近歯科医院を受診．抗菌薬を投与するも左側顎下部の腫脹が改善しないために，口腔外科に紹介となった．

　初診時，左側顎下部に4 cm大の可動性のない腫瘤を認め，自発痛と圧痛を伴っていた．同部の皮膚は軽度発赤を呈し，体温は36.9℃であった．口腔内所見では，あきらかな歯肉の炎症を認めなかったが，7̄が失活していた．

　パノラマX線画像（1-1）では，7̄根尖から下顎骨下縁に至るX線透過像を認めた．造影CT検査（1-2）およびMRI（1-3）検査が施行された．硬組織表示CT画像では，下顎下縁皮質骨の断裂と骨片の分離が認められた．軟組織表示CT画像では，下顎骨下方の膿瘍形成，リンパ節腫脹，皮下脂肪のCT値上昇などが観察された．MRIでは，T1強調画像における下顎骨骨髄信号の低下が認められ，STIR画像では下顎骨下方の膿瘍形成および顎下部から頰部に及ぶ炎症の範囲が確認できる．

　7̄由来の左側下顎骨骨髄炎および顎下部蜂窩織炎と診断した．治療は，局所麻酔下での切開排膿および消炎治療を行った．

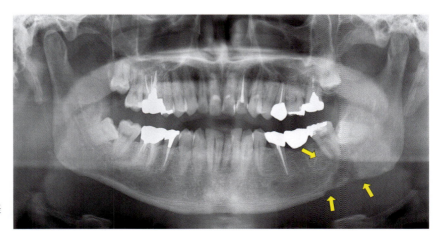

1-1　パノラマX線画像
　　　7̄根尖から下顎下縁に広がる長径14mm大のX線透過像を認める（⇒）

[臨床編] Check Point 15

1-2 造影CT画像
硬組織表示ウインドウ画像では下顎下縁皮質骨の断裂が認められる（⇨①）．軟組織表示ウインドウ画像では下顎骨下方の膿瘍形成（⇨②），リンパ節腫脹（⇨③），皮下脂肪のCT値上昇（⇨④）などが観察される

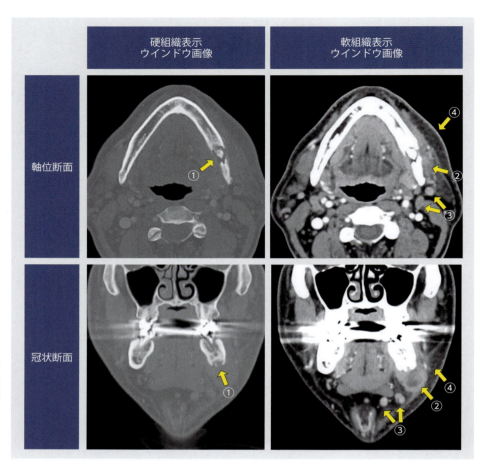

1-3 MRI
T1強調画像では下顎骨下方の膿瘍形成（⇨①）および下顎骨骨髄信号の低下（⇨②）が認められる．STIR画像では顎下部から頬部の広範囲に炎症が拡大していることがわかる（⇨③）

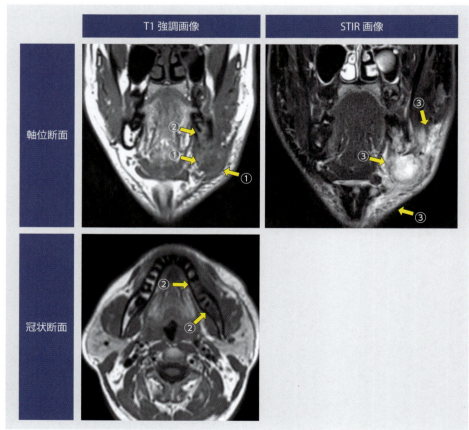

# CASE 2

　58歳の女性．半年前に 3| 歯肉の腫脹を認めたため，近歯科医院で 3| を抜歯したという．抜歯後も排膿が持続するため抗菌薬を投与されて経過観察となっていたが口腔外科での加療を希望し，紹介となった．

　初診時，オトガイ下部に外歯瘻を認め，排膿していた．口腔内所見では 3〜5| 相当部の舌側歯肉に骨露出があり腐骨を認めた．パノラマX線画像（**2-1**）では 3| 抜歯窩と周囲の骨硬化像を認め，下顎下縁の皮質骨が不明瞭であった．造影CT検査を施行したところ，硬組織表示CT画像（**2-2**）では 3| 抜歯窩と周囲の骨硬化および下顎下縁皮質骨の断裂が認められた．軟組織表示CT画像では，下顎骨下縁からオトガイ下に連続する外歯瘻が観察された．

　臨床および画像所見から， 3| 由来の左側下顎骨骨髄炎と診断した．治療は，抗菌薬投与と骨露出部位から洗浄を行った．処置開始2カ月後には瘻孔が閉鎖したため，全身麻酔下で腐骨除去術を施行した．

---

**CASE 1, 2　画像診断のポイント　顎骨炎症のCT・MRI所見**

　顎骨の炎症がどこまで波及しているかは，硬組織の観察に用いられるパノラマX線画像や口内法X線画像，および歯科用CBCT画像から判断できない場合が多い．これに対して，全身用CTの軟組織ウインドウ表示画像あるいはMRIは，**表1**に示すような炎症の波及範囲を推定するのに有効な画像所見を現す．

　なかでも，以下の3項目は炎症の範囲を推定する重要な画像所見である．

① 軟組織表示CT画像で見える周囲脂肪組織のCT値の上昇
② MRIで脂肪の信号を抑制した画像を表示するSTIR画像における，炎症を示す高信号領域
③ MRIのT1強調画像における，下顎骨の脂肪骨髄に炎症が波及することで生じる骨髄信号低下（消失）

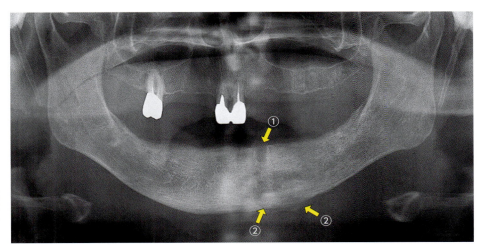

**2-1**　パノラマX線画像
　　 3| の抜歯窩と周囲の骨硬化像（⇒①）を認める．下顎下縁の皮質骨が不明瞭となっている（⇒②）

[臨床編] Check Point 15

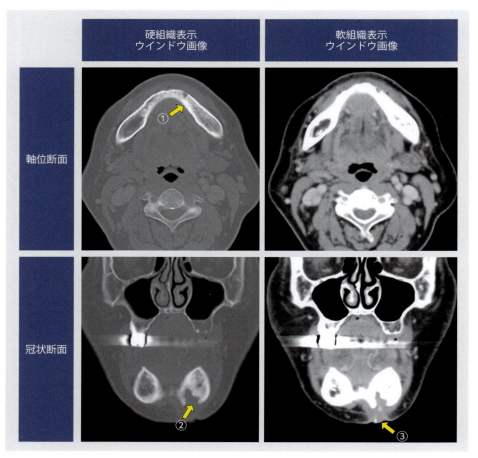

**2-2** 造影 CT 画像
　硬組織表示ウインドウ画像では「3 抜歯窩と周囲の骨硬化（⇒①）および下顎下縁皮質骨の断裂（⇒②）が認められる．軟組織表示ウインドウ画像では下顎骨下縁からオトガイ下に連続する外歯瘻（⇒③）が観察される

**表1** 顎骨炎症の画像診断のポイント

| 検査法 | 画像タイプ | 顎骨炎症診断のポイントとなる所見 |
|---|---|---|
| CT | 硬組織表示ウインドウ画像<br>または歯科用 CBCT 画像 | 骨の吸収破壊<br>原因歯の破折，残根，埋伏，その他 |
| | 軟組織表示ウインドウ画像 | 顎骨周囲に膿瘍の形成<br>周囲脂肪組織への炎症波及（CT値の上昇）<br>リンパ節腫脹<br>気道（咽頭腔）の狭窄<br>外歯瘻の形成 |
| MRI | T1 強調画像 | 骨髄信号の消失あるいは低信号化（低下）<br>顎骨周囲に膿瘍の形成（低信号に描出） |
| | STIR または T2 強調画像 | 顎骨周囲に膿瘍の形成（高信号に描出）<br>周囲脂肪組織への炎症波及（高信号に描出） |

顎骨の炎症の画像診断

# CASE 3

　63歳の男性．52歳時に左側中咽頭癌の放射線療法を施行（62 Gy）されたという．癌の再発はなく経過は良好であったが，60歳時に左顎下部蜂窩織炎を発症した．放射線照射部位であることから左側下顎骨放射線性骨髄炎と診断された．その半年後に同部の病的骨折を認めた．

　画像検査はパノラマX線（3-1），CT（3-2）およびMRI（3-3）撮影が施行された．パノラマX線画像にて7⏋部から下顎骨下縁に至る病的骨折を疑う骨吸収像を認めた．硬組織表示CT画像では，7⏋相当部の下顎骨の断裂と硬化性変化を認めた．軟組織表示CT画像では下顎骨周囲の炎症範囲は広くない印象であったが，MRIのSTIR画像では，咬筋周囲への炎症の波及を疑う所見が観察された．以上より，左側下顎骨放射線性骨髄炎による病的骨折と診断した．

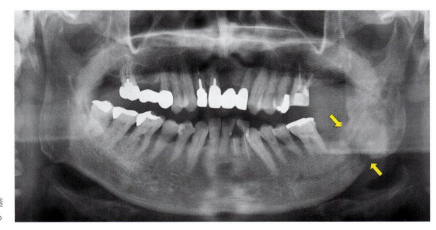

3-1　パノラマX線画像
　7 8⏋部で下顎骨体を縦断するX線透過像と周囲の骨硬化像（⇨）を認める

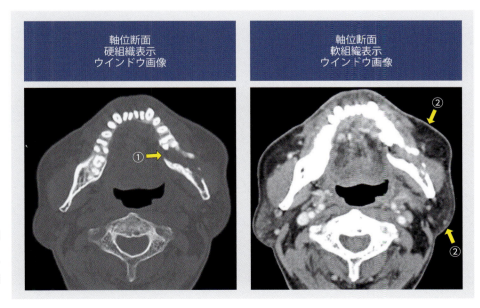

3-2　軸位断面造影CT画像
　硬組織表示ウインドウ画像では下顎骨体の断裂（⇨①）が認められる．軟組織表示ウインドウ画像では頰部の炎症は軽度である（⇨②）

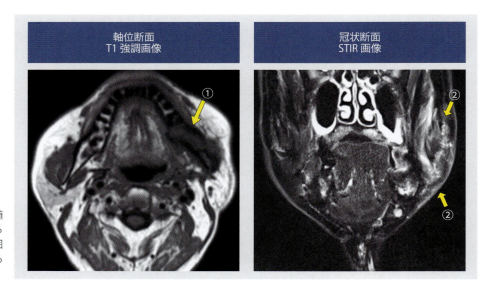

3-3 MRI
T1強調画像では下顎骨骨髄信号の低下（→①）が認められる．STIR画像では咬筋周囲に炎症があることがわかる（→②）

治療は，顎骨再建の方針としたが，患者本人の同意が得られず，保存的治療を継続した．しかし2年後に脳膿瘍を併発したため，感染源の除去を目的として全身麻酔下で顎骨再建手術を施行した．

### CASE 3　画像診断のポイント　放射線性顎骨壊死

口腔の悪性腫瘍を歯科口腔外科で治療したケースでは，顎骨の放射線性壊死の予防や早期発見に深い注意が払われる．しかし，歯科・口腔外科以外で施行された咽頭・喉頭の悪性腫瘍に対する放射線治療でも顎骨が大線量を被曝する．このため，放射線治療の数年〜十数年後に放射線性骨髄炎を生じる場合がある．歯科臨床のパノラマX線画像で骨髄炎を疑う所見が見られたら，患者の病歴を再度細かく確認することが重要である．

# CASE 4

76歳の女性．2カ月前に 6| を近歯科医院で抜歯．しかし，抜歯創の治癒が遅く疼痛が持続するため，精査・加療目的に口腔外科に紹介受診となった．なお，骨粗鬆症の治療のためビスフォスフォネート系薬を2年間内服していたが，抜歯3日前に休薬したという．

口腔内所見では， 7| 近心から排膿を認めた．上顎右側臼歯部の自発痛，鼻閉感，および鼻汁排出もあるという．パノラマX線画像（4-1）にて， 6| 抜歯窩と 7| 近心の垂直的骨吸収を認めた．また， 7| 根尖付近に腐骨を疑うX線不透過像を認め，右側上顎洞内のX線透過性が低下していることから，上顎洞炎が疑われた．CT画像所見（4-2）では， 7| 根尖のX線不透過像が腐骨であること，右側上顎洞内には粘膜肥厚と液体貯留があることがわかった．

臨床および画像所見から，右側上顎骨薬剤関連顎骨壊死および右側歯性上顎洞炎と診断した．治療は，全身麻酔にて 7| 抜歯および腐骨除去・口腔上顎洞瘻孔閉鎖術を施行した．

顎骨の炎症の画像診断

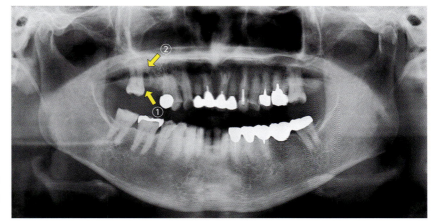

4-1　パノラマX線画像
　7|辺縁の歯槽骨吸収（➡①）および7|根尖周囲の腐骨を疑うX線不透過像（➡②）を認める

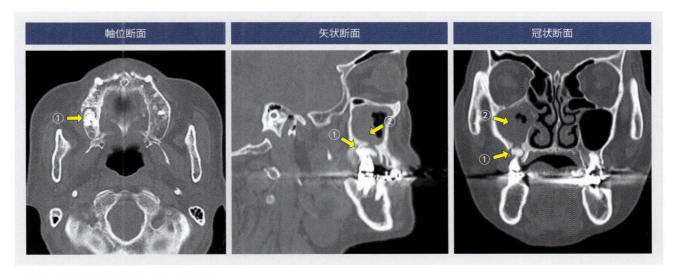

4-2　硬組織表示ウインドウCT画像
　7|歯根周囲から上顎洞に続く骨欠損，および7|根尖の腐骨分離（➡①）を認める．上顎洞内には粘膜肥厚と液体貯留が観察される（➡②）

## CASE 5

　68歳の男性．1年前に近歯科医院で下顎の複数歯を抜去したという．その後，創部の治癒遅延を認めたため抗菌薬投与と局所洗浄で対応していた．しかし，徐々に骨露出が増大したため，精査・加療のために口腔外科へ紹介となった．なお，前立腺癌の既往があるためビスフォスフォネート系薬を1年半投与されていたが，抜歯1カ月前に休薬となっていた．

　口腔内所見では，両側下顎骨臼歯部に骨露出を認めた．画像検査では，パノラマX線画像（5-1）にて，両側下顎臼歯部に抜歯窩の残存と下顎骨体の骨硬化を認めた．CT画像（5-2）では高度の骨硬化を認めたが，腐骨分離は確認できなかった．MRI所見（5-3）では，T1強調画像で前歯部から両側下顎角部付近まで骨髄信号の低下を認めた．

両側下顎骨薬剤関連顎骨壊死と診断され，入院手術を希望されなかったため，外来で骨削合と急性症状時の抗菌薬投与を行った．

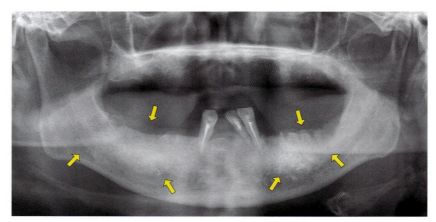

5-1 パノラマX線画像
　　下顎左右臼歯部歯槽骨に広範囲な骨硬化像を認める（⇒）

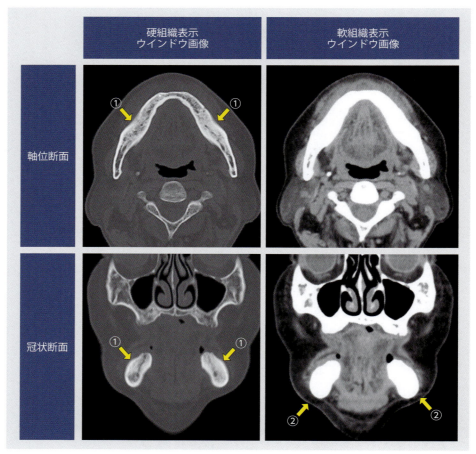

5-2 CT画像
　　硬組織表示ウインドウ画像では下顎両側臼歯部の海綿骨に著明な骨硬化が認められる（⇒①）．軟組織表示ウインドウ画像では頬部脂肪組織に軽度のCT値上昇が認められる（⇒②）

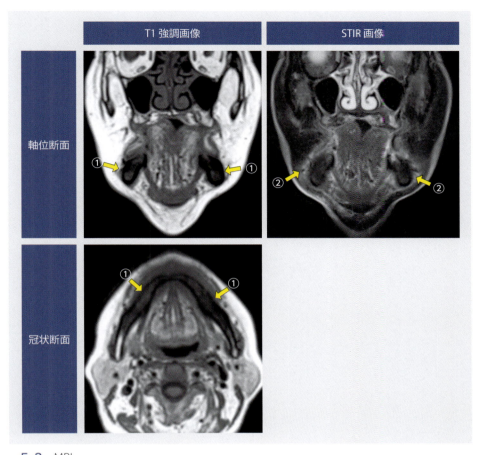

**5-3** MRI
T1強調画像では両側下顎骨体の骨髄信号低下が認められる（⇒①）．STIR画像では両側下顎骨体の周囲に炎症があることがわかる（⇒②）

## CASE 4, 5　画像診断のポイント　薬剤性顎骨壊死

　ビスフォスフォネート系あるいはデノスマブ系の薬剤は，骨吸収を抑制する作用がある．この作用により顎骨に壊死を生じることから「骨吸収抑制薬関連顎骨壊死（antiresorptive agent-related osteonecrosis of the jaw；ARONJ）」の呼称が提唱されている．

　骨吸収抑制薬は，女性に多い骨粗鬆症の治療だけでなく，前立腺癌などの骨転移を防ぐ目的でも投与されるので，**CASE 5** のように男性にも薬剤性顎骨壊死が発生することに注意が必要である．

　診断に際しては，臨床所見の特徴である「骨露出」が口腔内から見えない場合（**CASE 4**），およびパノラマなどのX線画像で「腐骨分離」が観察されない場合（**CASE 5**）があることにも気をつけたい．

〔基礎編〕

□ Check Point 1 ｜ 歯科画像診断の今は昔

□ Check Point 2 ｜ 歯の疾患のデジタル画像診断

□ Check Point 3 ｜ 歯科用 CBCT 画像診断

□ Check Point 4 ｜ 歯科における骨の計測と形態解析

□ Check Point 5 ｜ 歯科診療の放射線防護の落とし穴

### □ Check Point 1

# 歯科画像診断の今は昔

勝又明敏，神部芳則

　今日の歯科画像診断を支える主要な画像検査法（モダリティ）は，**図1**に示す口内法（デンタル）X線撮影，パノラマX線撮影および歯科用コーンビームCT（CBCT）撮影である．**図2**は，各種モダリティが歯科臨床に登場した年代を，グラフ化したものである．

## 口内法X線撮影の今昔

　レントゲンがX線を発見した1895年からほどなくして，口内法による歯のX線写真が撮影されている．1940年に照内により刊行された「レントゲン歯科学」では，歯とフイルムが平行に位置づけられない場合に歯と等しい長さの画像を得る方法として，二等分面撮影が紹介されている．その撮影術式に関する解説は大変詳細で，往時から歯の等長撮影がいかに重要視されていたのかを知ることができる．

　口内法X線写真の撮影術式は，登場した当時からほとんど変わっていない．口腔内の限られたスペースにX線検出器（フイルムなど）を位置付ける必要があるため，X線の入射方向が自ずと限られたものになるからである．その一方，X線検出器に関しては大きな変化が起きている．口内法撮影フイルムの感度（ISO・JIS規格）はアルファベットで表され，C，D，E，Fとアルファベットが進むごとに感度が2倍になる．フイルム感度は十数年に一度程度のスピードで徐々に向上され，初期のC感度と最新のF感度では約8倍の感度差がついたことになる．これは，いつの時代でも問題となるX線被曝の軽減のため，とても重要な進歩であった．

　2000年代になり，フイルムに代わってCCDなどの半導体やイメージングプレートと呼ばれる蛍光板のX線検出器が用いられるようになった．いわゆる「デジタル化」である．デジタル化により，現像設備が不要となりX線画像をモニターで拡大して観察できるようになったが，デジタル画像診断の醍醐味はさまざまな画像処理や人工知能による自動検出・診断（Computer Assisted Detection/Diagnosis，CAD）にある．

## パノラマX線撮影の勃興

　口内法X線撮影の普及により，歯のX線検査法は確立されたが，顎骨の腫瘍など広範囲に拡がった病変に対する画像検査としては，正面，側面，および斜め方向から撮影されたX線写真しか使えなかった．そしてこの状況は，パノラマX線撮影が台頭する1970

## 口内法（デンタル）X線撮影

歯と歯周組織を細かく観察するために，口の中に検出器を入れて撮影

## パノラマX線撮影

顎の骨と歯を全体的に観察するために，アーム型装置が顔の周囲を回転して撮影

## 歯科用コーンビームCT（CBCT）撮影

全身用CTと異なるコーンビームCT方式で高解像度の三次元画像を取得

図1　今日主流の歯科画像検査

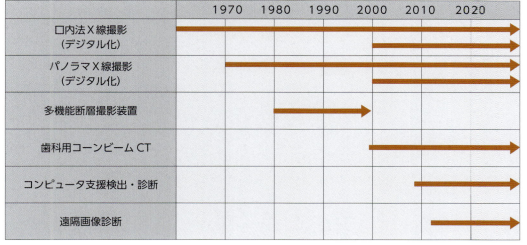

図2　歯科画像診断技術に関するトピックスの年表

〔基礎編〕Check Point 1

年代まで長く続くことになった．「沼田法」と呼ばれた先駆的なパノラマ X 線撮影法の考案はあったが，今日のパノラマ X 線撮影の原型となった技術は，フィンランドの Patero が発表したものである．1980 年代には多くの歯科診療施設にパノラマ X 線撮影装置が普及したが，「歯科の画像診断はあくまで口内法が第一，パノラマは口内法 X 線写真に入りきらない大きな囊胞や腫瘍，あるいは骨折などが疑われる症例に限定して使用するもの」という考えが支配的で，大学でもそのように教えられていた．

1990 年になると「感度（sensitivity）」，「特異度（specificity）」といった指標を用いる二項分類により「診断能」を定量的に評価する研究が盛んになり，パノラマ X 線写真は，齲蝕など歯の疾患の診断能に関しても口内法に遜色ないとする報告が頻出した．開業医を中心とした歯科臨床の現場では，歯周病や複数歯齲蝕の診断を含む「スクリーニング検査」としてのパノラマ X 線撮影の有用性が認識されていたが，歯科放射線学会を含む臨床系の学会や歯学部教育の現場においては「口内法重視」の考えが根強く残った．

画像検査のファーストチョイスはパノラマという方向性が大勢を占めたのは 21 世紀になってからである．ちょうど X 線撮影装置のデジタル化が急速に進んだ時期と一致する．デジタル化によってパノラマ X 線画像はフイルム時代よりも格段に見やすくなった．これに対して，口内法デジタル撮影の X 線検出器（特に CCD 半導体検出器）は厚くて硬く，口腔内での取り回しが難しく，患者の苦痛も小さくないため，現在歯すべてを口内法撮影するような検査がしにくくなったことがある．もとより，全顎を撮影したときの患者の被曝線量はパノラマのほうが少ない．現在では「パノラマ撮影は歯科画像検査の出発点である」という認識が歯科界で共有されていると思うが，健康保険の審査などにおいて若干認識の違う解釈が見られるのは，残念なことである．

画像診断においては，医科でも歯科でも共通して「見たい部位だけではなく，撮影された全範囲の異常所見を見逃さない」ことが求められる．パノラマ X 線画像は撮影範囲が広いため，歯と歯周組織のみに意識が奪われると，顎骨，上顎洞，顎関節，および顎骨周囲軟組織の異常を示す X 線所見が見落とされることにつながるので，細心の注意が必要である．**表 1** は，歯科放射線専門医が日常のパノラマ X 線画像診断でチェックしている，歯列周囲の異常所見の例である．

**表 1** パノラマ X 線画像でチェックすべき異常所見

| 部位 | 画像所見 | 疑われる疾患・病態（例） |
|---|---|---|
| 顎骨 | X 線透過性あるいは不透過性の病巣 | 歯原性囊胞や腫瘍 |
| | 下顎骨下縁皮質骨の薄く粗な形態 | 骨粗鬆症 |
| 上顎洞 | 上顎洞内 X 線透過性の低下 | 上顎洞炎 |
| | 上顎洞後壁の消失 | 上顎洞癌 |
| | 上顎洞内のドーム状 X 線不透過像 | 粘液貯留囊胞 |
| 顎関節 | 下顎頭の変形 | 変形性関節症 |
| | 顎関節周囲の X 線不透過像 | 顎関節腫瘍・腫瘍性病変 |
| 周囲軟組織 | 下顎骨周囲の X 線不透過像 | 唾石や咽頭周囲の石灰化 |
| | 頸椎付近の X 線不透過像 | 頸動脈の石灰化 |

## 多彩な画像検査の応用

2000年代，デジタル化とともにパノラマX線撮影に訪れた大きな変化は，歯科用コーンビームCT（CBCT）への進化である．

歯科用CBCT装置はパノラマ撮影装置と兼用のものが多いが，これは，多機能断層撮影装置のために開発された動きの自由度が高い撮影機構がCT撮影に流用可能であった

### 悪性腫瘍の診断に有効な FDG PET（陽電子断層法）CT

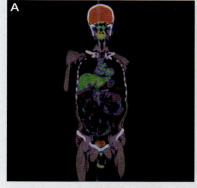
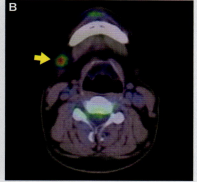

全身の走査が可能（A），発見された腫瘍の顎下リンパ節転移（B，⇨）

### 脳梗塞や悪性腫瘍の質的診断に有効な拡散強調MRI

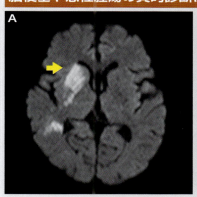
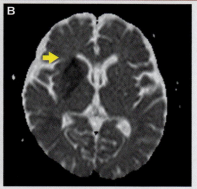

拡散強調画像（A）で高信号，拡散を定量化したＡＤＣ map（B）で低信号を示す急性期の脳梗塞（⇨）

### 軟組織の「硬さ」が可視化できる超音波エラストグラフィ

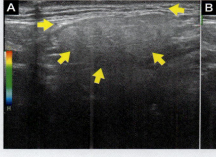
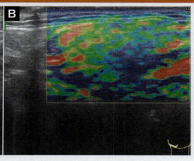

超音波画像（A）の顎下腺（⇨）の「硬さ」がエラストグラフィとして可視化される（B）
【愛知学院大学　有地淑子先生　ご提供】

**図3**　歯科領域での応用が検討されている新しい画像診断モダリティ

〔基礎編〕Check Point 1

からにほかならない．CTに関しては，後で詳しく述べることとして，ここでは現代の医療に欠かせない全身用モダリティであるMRI，RI（核医学）検査，超音波画像の歯科での動向について，少し解説したい（**図3**）．

MRIが活躍する歯科疾患の第一は顎関節症であろう．これまでは，大学病院や病院歯科の一部でのみ顎関節のMRI検査が施行されていたが，歯科開業医が近くの総合病院に依頼して顎関節のMRI検査を行い，遠隔画像診断の仕組みを活用して専門医の画像所見を得たうえで臨床に活用する事例が出始めている．遠隔画像診断は，要件を満たせば歯科でも保険適応が認められており，これから普及が期待される領域である．

また，腫瘍や囊胞の診断において組織の細胞密度や内容物の粘稠度に関する情報が得られる「拡散強調MRI」も，顎顔面領域疾患への活用が期待されている．核医学検査では，腫瘍の診断にお馴染みとなったPET（ポジトロン断層法）が歯科領域でも盛んに使われるようになっている．PETは，リンパ節転移の発見などで優れた診断能が報告されている．一方で，口腔内の炎症病巣や正常な咽頭周囲に紛らわしい集積像が認められる事例も報告されており，CTやMRIの画像と併せて注意深い診断が必要なモダリティである．

超音波検査では，リンパ節や唾液腺など軟組織の「硬さ」が可視化できるエラストグラフィが注目されている．また，小型の超音波プローブ（探触子）で舌，歯肉，口腔粘膜を直接スキャンして腫瘍や炎症の診断に活かす試みも始まっている．

## □ Check Point 2

# 歯の疾患のデジタル画像診断

勝又明敏，山本亜紀，神部芳則

パノラマX線および口内法X線撮影による歯の基本的疾患の画像検査（撮影）と，デジタル画像処理技術を活用したX線画像の観察テクニックを紹介する．

## 齲蝕と歯周病の画像診断

齲蝕や歯周病を解像度高く精密に観察できるのは，口内法（デンタル）X線撮影である．デジタル画像の画素サイズを比較すると，パノラマと歯科用CBCTは約100～200 $\mu$m（0.1～0.2 mm）であるのに対して，口内法の画素は粗いものでも約50～70 $\mu$m（0.05～0.07 mm）であり，その差は歴然としている．

図1には，症例のX線画像におけるパノラマと口内法の解像度の違いを示す．一方，画像の歯の部分でグレースケールのコントラスト（白黒の色の濃さ）を比べると，口内法のほうがパノラマよりもコントラストが強いことがわかる．口内法では，撮影領域が狭いために「歯と周囲の歯槽骨」のような局所のX線透過性の違いがはっきりと画像に現れる．これに対して，顎全体を撮影するパノラマでは，どうしても局所の画像コントラストが低くなるのである．

また，撮影装置により自動的に施されるデジタル画像処理の関係で，金属補綴物のある患者のパノラマのほうが，歯に金属のない患者のパノラマよりコントラストが高くなる傾向がある．パノラマ画像を切り抜いて局所に絞り，ソフトウエアでコントラスト調節を施すと，歯と歯槽骨がはっきりと見えるようになる（図2）．

パノラマ撮影は撮影範囲が大きいため，全顎的な齲蝕や歯周病の観察・評価に有用である．しかしパノラマ画像には，断層域が狭いこと，および頸椎が重複するために前歯部の画像が不明瞭になる欠点がある．このため，前歯の齲蝕の観察にはデンタル撮影を併用する必要があった（図3）．これに対して，後述する「トモシンセシス」法を応用したパノラマ撮影では，前歯でもボケの少ないパノラマ画像で齲蝕や歯周病を診断することができる．

齲蝕の画像診断では，画像の解像度とコントラストの面からは口内法撮影が有利である．しかし，X線入射方向が適切でない口内法画像では，隣接面や咬合面の齲蝕を描出することができない．特に臼歯では，水平的なX線入射方向がずれると隣の歯が重複して隣接面齲蝕が見えなくなる（図4）．また，垂直的なX線入射角度が大きすぎると，小窩裂溝の齲蝕が咬合面を覆ったエナメル質に隠れて見えなくなる．二等分面法は根尖を観察するには適しているが，（特に臼歯の）齲蝕の診断には最適な方法でないことを再

〔基礎編〕Check Point 2

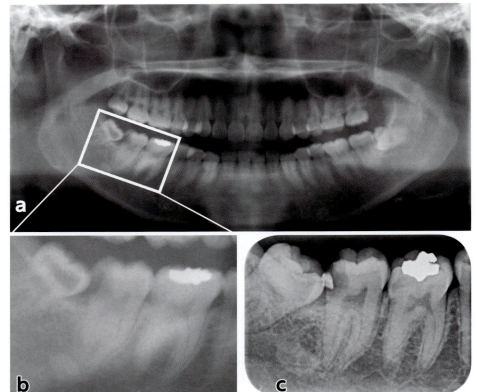

**図1** 口内法とパノラマX線画像の解像度とコントラスト
a：パノラマX線画像 1935×1024 画素（画素サイズ約 150 μm）
b：パノラマX線画像を切り取って拡大したもの
c：口内法X線画像 624×480 画素（画素サイズ約 60 μm）

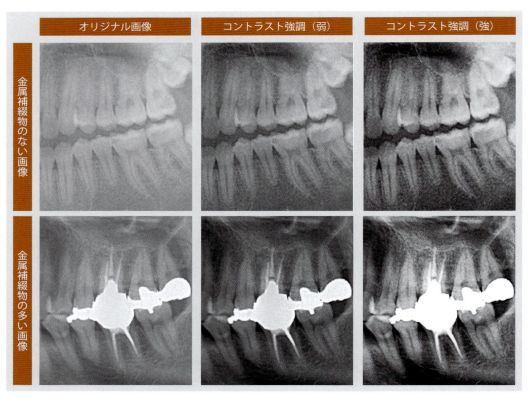

**図2** パノラマX線画像のコントラスト強調処理

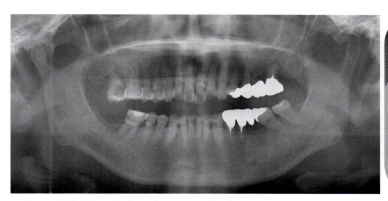
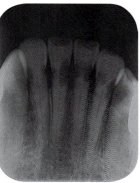

**図3** 齲蝕がある前歯のパノラマX線画像と口内法X線画像

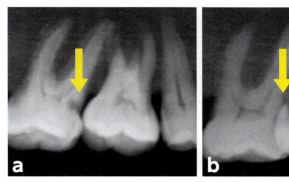

**図4** 口内法の水平的X線入射方向と，隣接面齲蝕の描出
正放線投影（a）で明瞭に観察できる齲蝕でも，隣在歯と重複すると見えなくなる（b）

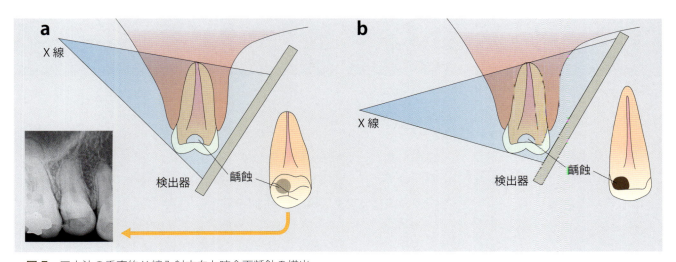

**図5** 口内法の垂直的X線入射方向と咬合面齲蝕の描出
二等分面法（a）では咬合面のエナメル質と重複して齲蝕が不明瞭になる．いわゆる歯頸部投影（b）では，咬合面エナメル質の下の齲蝕が明瞭に観察できる

認識すべきである．齲蝕の診断には，根尖が見えなくなることを理解したうえで，いわゆる「歯頸部投影」と言われる方法でX線をなるべく咬合面と平行に入射するのが良い（図5）．

〔基礎編〕Check Point 2

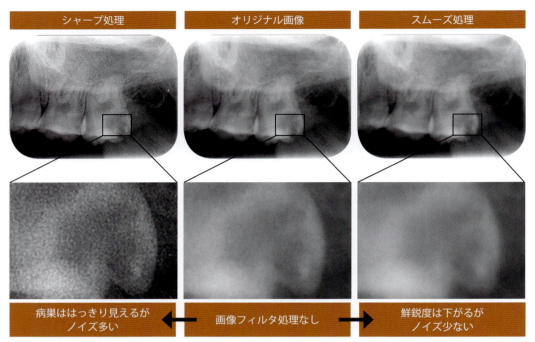

**図6** 口内法の画像フィルタ処理と齲蝕の描出

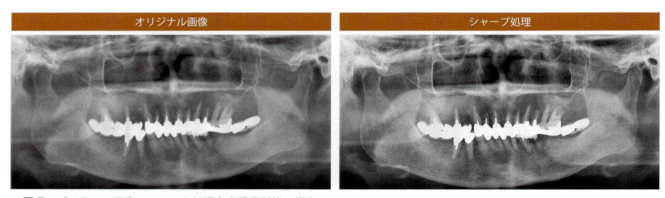

**図7** パノラマの画像のフィルタ処理と歯槽骨形態の描出

　　画像を「シャープ」にしたり「スムーズ」にみせたりするデジタル画像処理は，齲蝕や歯周病による微細な変化を強調するのに役に立つ．もともと画素が細かく鮮鋭度が高い口内法では，画像のエッジを強調してシャープ画像に見せる処理を加えるとノイズによる画像のざらつきが大きくなる（**図6**）．これに対して，撮影原理の面からどうしてもボケの多いパノラマ画像では，エッジを強調する画像処理により歯や歯槽骨の輪郭がはっきりと観察できるようになる（**図7**）．デジタル画像処理は，画像の種類や診断目的に応じて使い分けることが大事である．

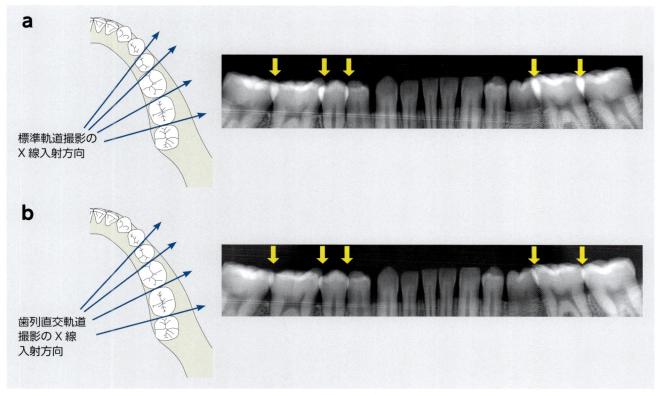

**図8** 「歯列（直交）撮影」モードのパノラマ撮影で隣接面の重複（➡）が改善される
a：標準軌道撮影のX線入射方向
b：歯列直交軌道撮影のX線入射方向

## パノラマのデジタル画像技術

### 1）「歯列（直交）撮影」モードパノラマ撮影

　パノラマ撮影装置には，標準的なパノラマ撮影に加えて「歯列（直交）撮影」のモードを備えたものがある．

　標準的なパノラマ撮影軌道では，顎関節を含む顎全体を撮影領域におさめるため，臼歯部では歯列に対してやや斜め方向からX線を入射させる．このため，臼歯の隣接面がお互いに重なりあって齲蝕や歯槽頂が見えにくくなる傾向がある．

　これに対して，歯列に直交する方向からX線を入射して臼歯隣接面の重なりが少なくなる軌道で撮影するのが，歯列（直交）撮影モードである（**図8**）．隣接面は明瞭に描出されるが，標準撮影よりも撮影領域が狭くなるのが欠点である．撮影の目的に合わせて標準撮影と歯列（直交）撮影を使い分けることにより，齲蝕や歯周病の診断精度向上が期待できる．

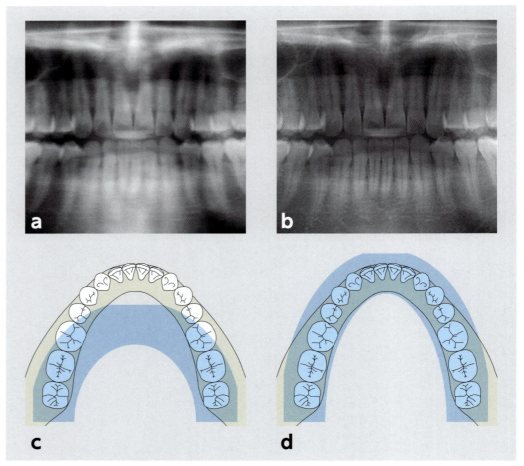

図9 パノラマトモシンセシス法で前歯部のボケを改善
a：従来型パノラマによる前歯部のボケ
b：トモシンセシス法によるボケのない前歯部
c：パノラマ断層域と実際の歯列がずれた状態
d：トモシンセシスにより断層域を実際の歯列に適合

## 2）トモシンセシス法パノラマ撮影

「トモシンセシス」と呼ばれる画像構成技術を搭載したパノラマ撮影装置が市販されている．

従来型のパノラマ撮影装置は，顎骨歯列の形態にあわせて設定されたU字型の「断層域」に含まれる解剖構造法のみ明瞭に観察することができる．そのため，断層域から外れることが多い上下顎の前歯は，ボケて（ぼやけて）見えにくくなることが多かった．トモシンセシス法は，パノラマX線画像の「断層域」を撮影後に変えることができる技術である（図9）．これにより，前歯でもボケのないパノラマ像を観察することが可能となった．

このトモシンセシス技術を発展させると，口内法に匹敵する解像度の高い歯と歯槽骨の局所的な画像を，口腔内に検出器を入れることなく撮影する画期的なX線診断装置が実現できる．

## Check Point 3

# 歯科用 CBCT 画像診断

勝又明敏，神部芳則

## 歯科用 CBCT の特徴

2019 年現在，日本で稼働している歯科用 CBCT は 20,000 台を超えており，およそ 13,000 台とされる全身用 CT の総数を凌いでいる．

歯科用 CBCT の実用機は 1998〜2000 年に，ヨーロッパおよび日本において相次いで開発された．発売当時は 1 台数千万円する高価な装置であったが，現在では一千万円以下の機種も多数販売されており，これが開業歯科医への急速な普及を後押ししている．

歯科用 CBCT の機能のあらましをあげると，以下のようになる．

①パノラマ X 線撮影装置の回転機構を受け継いだ「アーム型 CT」であり，患者は座位または立位で撮影する（**図1**）
②円錐型の X 線束（コーンビーム）と二次元（平面）X 線検出器が，顔の周囲を 180〜360° 回転することで，画像を取得する
③直径 40〜50 mm の小さい FOV（Field of view，撮影領域）専用の装置から，歯列模型に相当する直径 80〜100 mm の中 FOV を撮影する機種，顔全体を含む直径 150〜200 mm の大 FOV を撮影する機種がある
④もっぱら歯や骨の硬組織の診断に用いられ，筋肉やリンパ節などの軟組織の診断には適していない

また，歯科用 CBCT には，全身用 CT と異なる以下のような特徴があり，臨床での応用に際して注意が必要である．

①直径 50 mm 前後の小さい FOV ではデンタル X 線撮影数枚分の被曝線量だが，FOV が大きくなるにつれ急激に被曝線量が増加する
②直径 50 mm 前後の小さい FOV では画素サイズ 0.1 mm の高解像度画像を撮影するが，画像マトリックスが 512 画素で一定の場合，FOV が大きくなるにつれ解像度も低下する
③全身用 CT のように水を 0（ゼロ）とするハンスフィールド値（HU）を基準に画像表示することが難しい

[基礎編] Check Point 3

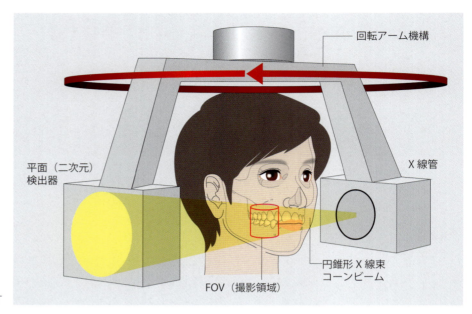

**図1** アーム型構造の歯科用CBCT

　歯科用CBCTのハンスフィールド値が不正確となるのは，頭部全体に比べて小さな領域を撮影したとき，CTの原理上，回転スキャンを通じて一定であるべき検出器に達するX線の総量が，撮影領域の外に位置する頸椎や反対側の顎骨の影響で不均一になるためである．これは原理的な問題であるため，改良は簡単ではない．これまでの歯科用CBCTは，主にインプラント埋入前の骨の形態診断に用いられたため，正確なハンスフィールド値は必ずしも必要とされなかった．しかし今後，骨密度などに関する定量的診断，外科手術のためのシミュレーション・ナビゲーションシステム，および解剖構造や病変を自動的に識別する知的画像処理の開発と普及にあたり，精度の高いCT値（ハンスフィールド値）を求めることが，次世代の歯科用CBCTの重要な課題になるであろう．

## 歯科用CBCT撮影が適応される疾患

　歯科用CBCTの臨床応用が最も盛んなインプラント治療は，大部分が保険適応されていない．CBCT撮影に保険適応が認められる疾患あるいは症状は，原則的に，これまで歯学部附属病院や総合病院の歯科で全身用CT検査が適応されてきた疾患に準じることになっている．しかし，前述のように歯科用CBCTは筋肉やリンパ節などの軟組織の描出には向いていないため，悪性腫瘍，軟組織の炎症，あるいは唾液腺疾患への応用は推奨できない．

　**表1**には，歯科臨床でCBCT検査が施行されることが多いと思われる疾患あるいは症状，および画像所見をカルテに記載する場合のポイントの例をあげる．画像所見には，検査の目的とした病変や異常の有無のみでなく，病変の大きさ（程度），周囲の歯，骨，および上顎洞や下顎管などの解剖構造への影響を的確に記載することが求められる．また，観察目的とした病変以外の異常，たとえば周囲の歯の根尖病巣や歯槽骨の高度吸収が認められたら，それらに関する画像所見も忘れず記載するべきである．

表1　歯科臨床で CBCT 検査が施行される疾患や症状の画像所見記載のポイント

| 疾患あるいは症状 | 診断・所見記載のポイント |
|---|---|
| 埋伏歯・埋伏過剰歯 | 埋伏歯の位置と歯冠の向き．他の萌出歯・下顎管・上顎洞との接触 |
| 埋伏歯（智歯）周囲炎 | 歯冠周囲腔の拡大や不明瞭化．周囲骨の硬化像 |
| 歯根嚢胞・含歯嚢胞 | 根尖あるいは歯冠を含む病巣であること．病変の大きさ（長径） |
| 歯根破折・歯槽骨骨折 | 破折線・骨折の有無と位置 |
| 顎骨炎・骨髄炎の疑い | 原因と思われる歯の病巣の有無．皮質骨の欠損や海綿骨の骨硬化の有無と程度 |
| 変形性顎関節症の疑い | 下顎頭形態の左右差．骨変化（骨棘・骨欠損など）の有無と程度 |
| 歯性上顎洞炎の疑い | 上顎臼歯の病巣の有無．洞粘膜肥厚と液体貯留 |

# 「薄い歯槽骨が見えなくなる」歯科用 CBCT 画像の特徴

　CT では，モニタ上に表示された画像の明るさやコントラストを調節する作業を「ウインドウ調節」と呼ぶ．CT の画像は 12 ビット（2 の 12 乗＝4096 段階）以上の階調をもつ CT 値（ハンスフィールド値）を基に表示される．しかし，モニタやフイルムに表示された画像上で肉眼が識別可能な階調は 8 ビット（256 段階）程度しかない．このため，観察目的（臓器）に合わせて，画像の濃淡が良く見える範囲を WL（ウインドウ中心），WW（ウインドウ幅）で調節するのである．

　実際には，筋肉やリンパ節など軟組織には狭いウインドウ幅の画像を，骨や歯の観察には広いウインドウ幅の画像を用いる．図2には，同じ断面の CT を軟組織および硬組織ウインドウで表示した画像を示す．ウインドウ幅を狭くすれば表示される CT 値の範囲は狭くなるが，軟組織における CT 値の小さな違いが視認できる．逆に，ウインドウ幅を広くすれば濃淡表示される CT 値の範囲が広くなり骨硬組織の形が明瞭に見えるが，軟組織における小さな CT 値の差異は区別できなくなる．

　もう一つの大切な CT 画像観察の作業は，「スライス厚さの調節」である．CBCT 画像は一辺が 0.1～0.3 mm のとても小さな画素（ピクセル）で構成されている．断面（スライス）画像をつくるとき，断面が薄ければ薄いほど精密な構造が観察できると思いがちだが，そうではない．断面が薄いほど，画像ノイズが多くなって微細な解剖構造が見えにくくなるのである．画像ノイズを減らすには，何枚かの画像を積み重ねて表示する「スライス厚さ調整」が有効である．

　観察したい解剖構造に合わせて，上記の「ウインドウ調整」と「スライス厚さ調整」を上手に使うのが CT 画像観察のポイントである．CBCT で歯と歯槽骨を観察するときに「前歯の歯根の唇側に存在するはずの薄い皮質骨が見えない」ことがある．図3に示すように，画像ウインドウ幅（WW）を 3000 程度まで広くし，スライス厚さを 1 mm 程度まで厚くすることで，明瞭に観察できることが多い．

[基礎編] Check Point 3

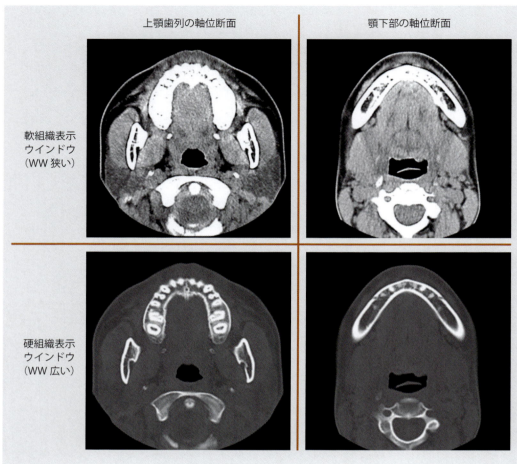

**図2** 軟組織および硬組織表示ウインドウのCT画像
ウインドウ幅が広ければ（WW3000以上）硬組織が，狭ければ（WW1000以下）軟組織が見やすい画像となる．ウインドウ幅の中間のCT値をウインドウ中心（WL）と呼ぶ

**図3** ウインドウ幅（WW）およびスライス（積層）厚の設定と薄い唇側歯槽骨（⇨）の見え方
薄い歯槽骨を見えにくくする画像のノイズの影響は，スライスが薄くてウインドウ幅が狭いほど大きくなる．ウインドウ幅が広くてスライスが厚い画像では，ノイズの影響が目立たない

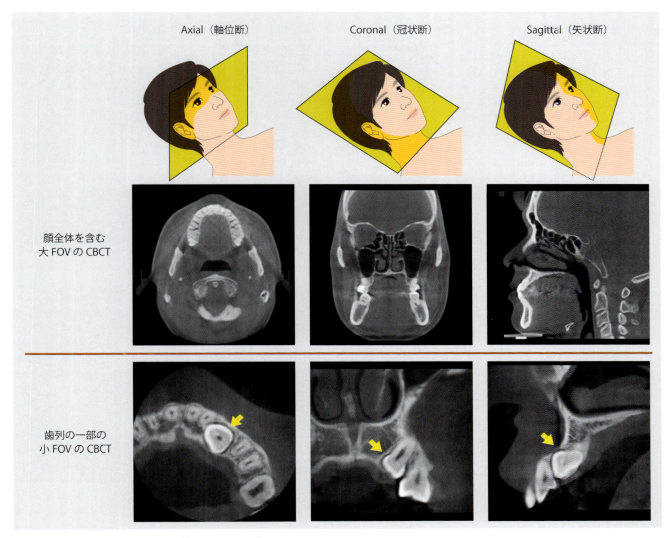

**図4** 生体の基準平面に平行な断面のCBCT画像
　大きなFOVの画像では，基準平面に平行な断面のほうが顔全体の解剖構造を観察しやすい．しかし小さなFOVの場合，基準平面に沿った断面では埋伏歯（→）の形態や隣在歯との位置関係がわかりにくい

## 歯科用CBCT画像観察のポイント

　以前はCT撮影装置で作成した生体の断面像をフイルムに出力して診断することが多かった．しかし現在では，三次元画像処理機能を備えたPACS（パックス，Picture Archiving and Communication Systems，画像保存通信システム）の普及もあり，診断医が画像を操作して自由に断面を表示しながら読影するスタイルが主流となっている．

　生体の断面像は，**図4**に示すような，互いに直交したAxial（軸位断），Coronal（冠状断），Sagittal（矢状断）と呼ばれる人体の基準平面に平行なMPR（Multi Planar Reconstruction，多断面再構築）画像で観察することが多い．

　大きなFOVで顔全体を撮影したCT画像から病変を探す場合は，基準平面に平行なMPR画像が見やすいのが当然である．ところが，歯科用CBCTで小さなFOVを用いて

[基礎編] Check Point 3

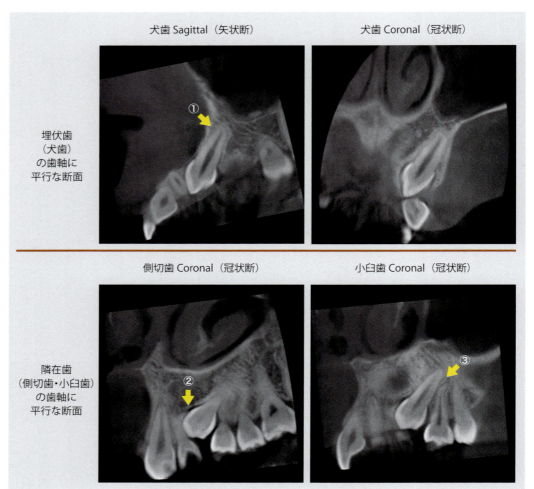

**図5** 埋伏犬歯および隣在歯の歯軸に平行なオブリーク断面のCBCT画像
各歯の歯軸に平行なオブリーク断面を作成することで，①犬歯の歯根の湾曲，②側切歯の歯根と犬歯の歯冠の接触，および③犬歯の歯根と小臼歯の歯根の接触を明示することができる

　歯列の一部を撮影した場合，基準平面に平行な軸位，冠状，および矢状断面の画像を表示するだけでは，目的とする歯の歯冠から根尖までが描出されないのが普通である．

　画像診断の領域では，基準平面に対して斜めから見た画像をオブリーク（oblique）像と呼ぶ．歯科用CBCT画像では観察したい歯やインプラントの長軸に対して平行，または垂直に設定したオブリーク像が有用な場合が多い．たとえば，埋伏，あるいは低位に萌出した上顎犬歯をどのように処置するかは，歯科臨床でしばしば直面する課題である．当然，歯科用CBCT検査が施行されるが，**図4**下段のような軸位，冠状，および矢状断面のMPR画像を眺めているだけでは，治療方針を決定する情報を得ることは難しい．**図5**のように埋伏歯と左右の隣在歯それぞれに対して歯軸に平行なオブリーク像をつくることで，埋伏歯の位置や形態，隣在歯との接触関係を正しく診断することができる．

　オブリーク像は下顎埋伏智歯根尖と下顎管の関係を精査する場合でも有効である．**図6**のように，埋伏智歯の歯軸と下顎管の走行に平行なオブリーク像をつくって観察することで，埋伏智歯根尖と下顎管の接触の有無や位置関係について知ることができる．

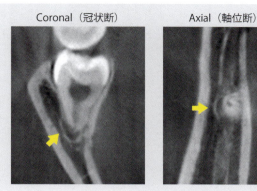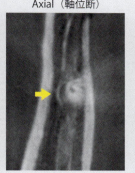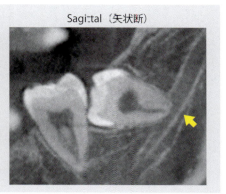

図6 埋伏智歯および下顎管の走行に平行なオブリーク断面のCBCT画像
オブリーク断面を作成することで，埋伏智歯の歯根と下顎管の接触（⇨）を明示することができる

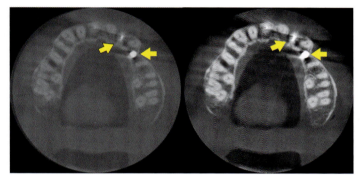

図7 歯科用CBCT画像のメタルアーチファクト
左の画像のようにコントラストを低くするとインプラントや根管充填材（⇨）からのアーチファクトが目立たないが，右の画像のように解剖構造が明瞭に観察できるコントラストに調節すると，アーチファクトの影響が大きくなる

## 歯科用CBCT画像で見えにくいもの

歯科用CBCTでは，以下の項目の診断や評価が難しいケースがあるので，注意が必要である．
① 歯根の破折線
② インプラントと周囲骨のオッセオインテグレーションの状態
③ 根管充填の緊密度

また，「歯科用CBCTは金属によるアーチファクト（障害陰影）が少ない」と説明されることがあるが，これは正しくない．図7に示すように，装置が自動的に表示する画像のコントラストが低い場合に，アーチファクトが目立たなくなるのである．画像ウインドウを調整すると，全身用CTと変わらないアーチファクトが出ていることが確認できる．金属アーチファクトの影響の一つとして，金属の周囲に黒い帯状の領域が生じるものがある．インプラント臨床家からは「チタンと骨が強固に結合したオッセオインテグレーションの状態を，歯科用CBCTで観察したい」という要望をいただくが，インプラント体からの金属アーチファクトを完全になくすのは簡単ではない．

根管充填に用いるガッタパーチャポイントも金属と変わらないアーチファクトを生じるので，歯科用CBCTで根管充填の緊密さを評価するのは，歯根破折の描出と同様に難しい．

## Check Point 4
# 歯科における骨の計測と形態解析

勝又明敏，神部芳則

　顎顔面の硬組織（歯と骨）疾患を治療するのが歯科の主な役割である．歯科医師は口腔内から歯の硬組織を直視し，歯を抜いたり歯肉を切開したりすれば骨に直接触れることができる．また，口内法（デンタル）やパノラマX線撮影を用いれば，歯と骨の形態と大きさを詳細に観察することができる．

　そのため，大病院の口腔外科を除く一般の歯科では，X線セファログラムを用いる矯正や小児歯科，および近年盛んになったインプラント治療を除いて，画像から骨の大きさや密度を定量的に「計測・評価」することが少なかった．インプラント治療では「Mischの分類」を用いてインプラント埋入予定部位の骨の状態を評価するが，これは通常のX線撮影（写真）ではなくCT画像で計測されるCT値（ハンスフィールド値）に基づくものである（図1）．

　これに対して医科では，歯科ほど簡単に「骨に直接触れる」ことができない事情もあり，骨粗鬆症の診断のために画像を用いた骨の計測・評価がより一般的に行われている．その代表例が，最も信頼性が高い骨密度の計測法とされているDXA（Dual-Energy X-ray Absorptiometry）法である．DXA法では専用の撮影（検査）装置により，骨粗鬆症による骨折を生じやすい大腿骨や腰椎の骨密度を計測する（図2）．一方，専用の検査装置を必要とせず，アルミウエッジなどの参照体と一緒に撮影した骨のX線画像濃度から骨密度を求めるMD（Micro Densitometry）法も，よく用いられる骨密度計測法である（図3）．

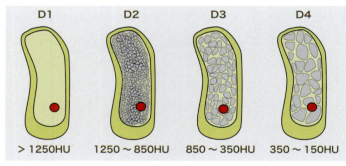

**図1** CT値によるMischの分類
　CT画像で計測した骨のハンスフィールド値に基づく分類で，インプラント埋入予定部位の骨の評価に用いられる

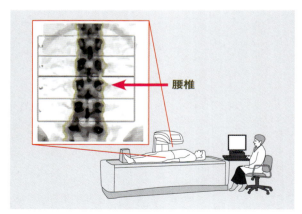

**図2** DXA法による腰椎の骨密度計測
　病的骨折を生じやすい部位の骨密度を，エネルギーの異なるX線で精密にスキャンする方法で計測．DXA法では骨粗鬆症の確定診断が得られる

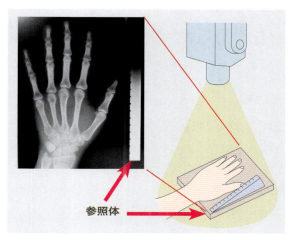

**図3** MD法による手の骨密度計測
参照体と一緒に撮影した手のX線画像から，参照体の画像濃度を基準として指の骨の骨密度を計測し，骨粗鬆症の可能性が高い患者をスクリーニングする

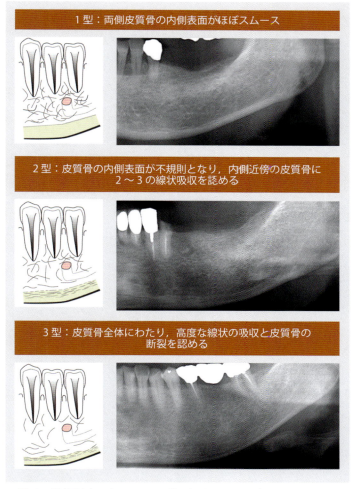

**図4** 骨粗鬆症スクリーニングのためのMCI分類
パノラマX線画像で左右オトガイ孔下方の皮質骨を1〜3型に分類する．3型では骨粗鬆症の疑いが高い

　歯科では近年，パノラマX線画像でオトガイ孔付近の下顎骨下縁の皮質骨の厚さと形態を観察して全身的な骨粗鬆症につながる顎骨の異常を診断するKlemettiおよびTaguchiらのMCI（Mandibular cortical index）分類が注目されている（**図4**）．また，歯槽骨の骨密度をMD法で計測する試みも報告されている．しかし，これら骨の計測・評価は，適切な専用ツール（機器やソフトウエア）がないために，一般歯科臨床に普及するに至っていない．

　ところが昨今のデジタル画像処理技術や人工知能の進歩により，口内法（デンタル）X線画像からの歯槽骨密度計測，およびパノラマX線画像からの皮質骨形態解析を行う専用ツールの開発が可能となった．

## MD（micro-densitometry）法による歯槽骨の骨密度計測

口内法X線画像から歯槽骨密度を計測するシステム（Dental SCOPE）は，撮影に用いる参照体付きのインジケータおよび計測ソフトウエアより構成される（**図5**）．

計測の原理はシンプルで，まず，口内法X線画像上の参照体の画像濃度（画素値）を計測して「検量線」を作成し，検量線の方程式を得る．次に，口内法X線画像上で骨密度を計測したい歯槽骨にROI（関心領域）を設定して画像濃度を計測する．最後に，計測したい歯槽骨のROIの画像濃度を検量線の方程式に代入し，骨密度（BMD, bone mineral density）を計算するものである（**図6**）．

ソフトウエアは自動化が進んでおり，検量線の作成やROIの骨密度の計算は自動的に

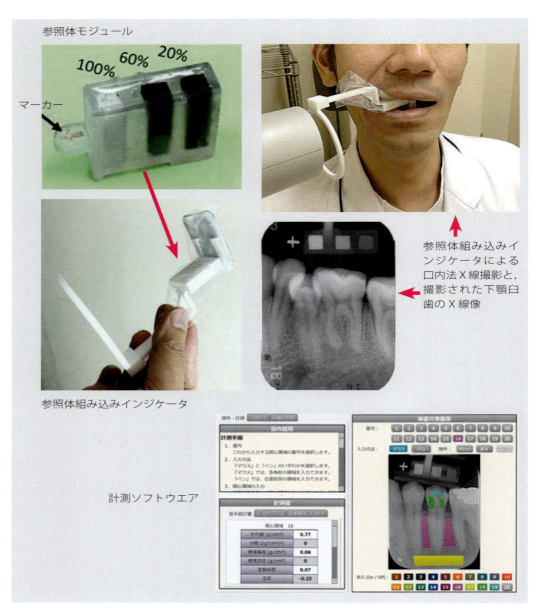

**図5** 口内法X線画像の画像濃度から歯槽骨密度を計測するシステム（DentalSCOPE）
参照体を組み込んだインジケータ（撮影補助具）とソフトウエアで構成される

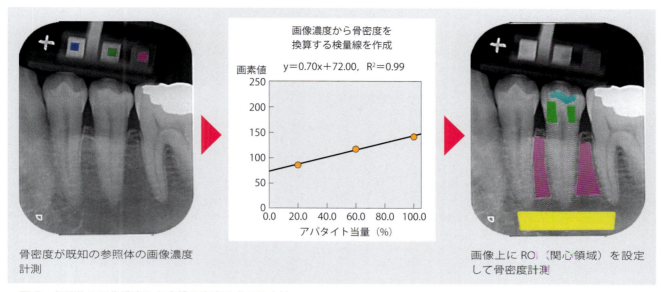

**図6** 参照体の画像濃度から歯槽骨密度を求める方法
参照体の画像濃度から作成した検量線から，画像上に任意に設定したROIの骨密度を求める

行われる．術者は，歯槽骨の密度を計測したい部位にROIを設定するだけである．

歯槽骨の骨密度計測は，**表1**のような領域での臨床応用が期待される．

顎骨・歯槽骨の計測・評価には，大きく分けると二つの目的がある．一つめの目的は，計測する部位（局所）の骨が固いか軟らかいか，あるいは健全か病的かを判別することである．**図1**に示したインプラント治療のMischの分類は，まさにこれに該当する．もう一つの目的は，顎骨や歯槽骨から全身の骨に関わる異常（骨粗鬆症）がないかを探ることである．

Dental SCOPEによる歯槽骨の骨密度計測は，局所の骨の評価に有用性が高いと考える．特に，口腔内の一定の部位における歯槽骨密度の経時的変化を知りたい場合などに適している．最近，ビスフォスフォネートやデノスマブなどの骨吸収抑制作用をもつ薬剤の投与による顎骨壊死（anti-resorptive agents-related osteonecrosis of the jaw：ARONJ）が問題となっている．顎骨壊死を生じた症例では，歯槽骨に広範囲な骨硬化が認められる症例が多い．このため，骨吸収抑制剤を投与された患者では，歯槽骨の骨密度を経時的に観察することにより，顎骨壊死が生じる可能性を見出すことができると思われる．これに対して，歯槽骨局所の骨密度が全身の骨の状態にどの程度関連するのかは，いまだ十分なデータが示されていないのが現状である．

全身の骨粗鬆症を検査するDXA法およびMD法では，多数の臨床例から収集して被検者の年齢，性別および検査部位により分類・整理された「平均的な骨密度」のデータが整備されている．すなわち，**図7**に示すように，患者の年齢とBMD計測値を平均的骨密度のグラフ上にプロットすることで骨粗鬆症の有無を判定するシステムが確立されている．歯槽骨の骨密度から骨粗鬆症の有無を探るには，年齢，性別および顎骨内の部位に分けた歯槽骨密度のデータを多数収集して，分析する必要がある．このデータ収集を一つの診療・研究機関で行うのは困難であり，歯科全体における今後の大きな課題である．

表1 歯槽骨の骨密度計測の有用性

| 診療領域または疾患 | 骨密度計測の目的 | イメージ |
|---|---|---|
| インプラント | ・インプラント埋入予定部位の歯槽骨に十分な骨密度があるかを検討<br>・インプラント治療後の歯槽骨密度を経時的に観察<br>・上顎洞底挙上（サイナスリフト）などの骨増生術の術後評価と経過観察 | |
| 歯周病 | ・歯周病による歯槽骨吸収の進行の経時的観察<br>・歯周外科手術の術後評価と経過観察 | |
| 歯内療法 | ・根尖性歯周炎による歯槽骨の骨硬化の評価診断<br>・治療後の根尖病変の治癒過程の経過観察 | |
| 口腔外科 | ・仮骨延長術などの骨増生の術後評価と経過観察<br>・抜歯窩や手術による骨欠損の治癒の経時的観察 | |
| 口腔に影響を及ぼす全身疾患 | ・加齢および骨粗鬆症による歯槽骨の骨密度低下の経時的観察<br>・ビスフォスフォネートなどの骨吸収阻害薬による歯槽骨密度の変化の経時的観察 | |

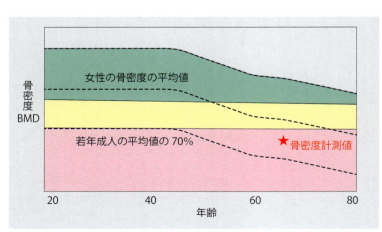

図7 若年者の骨密度との比較による骨粗鬆症の診断
　患者の骨密度（★印）は、若年成人の70%未満なので骨粗鬆症である

# パノラマX線画像で下顎骨下縁の皮質骨の厚さと形態を評価する

　歯科診療のために撮影されたパノラマX線画像による骨粗鬆症のスクリーニングを支援するため，骨形態解析システム（PanoSCOPE）が開発された．PanoSCOPEは骨粗鬆症の診断装置ではなく，歯科医師がパノラマX線画像から骨粗鬆症の疑いがあるか否かを判断するのを支援する装置である．PanoSCOPEの機能を以下に示す．

① オトガイ孔付近の下顎皮質骨形態をMCIクラス1，2，3に分類する
② オトガイ孔付近の下顎皮質骨の厚さを計測する
③ 骨形態と皮質骨厚さを総合した「骨形態指数」を算出して表示する
④ 手動により計測位置や皮質骨厚さを再調節ができる

　図8にはPanoSCOPEによる骨形態分析の概要を示す．PancSCOPEに入力されたパノラマX線画像データから，まず下顎皮質骨の自動分析が行われる．自動分析の結果を

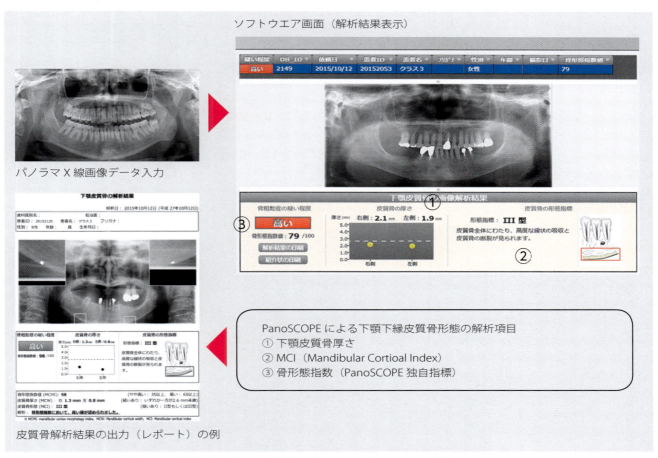

図8　パノラマX線画像から下顎骨下縁皮質骨の形態を分析するシステム（PanoSCOPE）
　　下顎皮質骨厚さ，MCI分類，およびPanoSCOPE独自の骨形態指数を求めて，歯科医師の骨粗鬆症スクリーニングを支援する

〔基礎編〕Check Point 4

**表2** 皮質骨の厚さと形態評価の歯科臨床における有用性

| 診療領域または疾患 | 皮質骨形態評価の目的 | イメージ |
|---|---|---|
| インプラント | ・インプラント治療を行う顎骨に骨塩（骨密度）減少などの異常がないかを評価<br>・インプラント経過中に骨の異常が生じないかを観察 | |
| 歯周病/歯内療法 | ・歯槽骨吸収や根尖性歯周炎の進行（波及）を修飾する顎骨の骨密度減少がないかを評価 | |
| 口腔外科 | ・薬剤性顎骨壊死の原因となる薬剤が投与される疾患（骨粗鬆症）がないかを評価<br>・口腔外科手術の治癒に影響する顎骨の骨密度減少がないかを評価 | |
| 口腔に影響を及ぼす全身疾患 | ・顎骨の骨塩量（骨密度）減少をもたらす疾患（骨粗鬆症，副甲状腺機能亢進症，リウマチなど）がないかを評価<br>・顎骨密度の異常な増加をもたらす疾患（線維性異形成症，大理石骨病）がないかを評価 | |

　歯科医師がチェックして，計測部位が正しくオトガイ孔付近にきていない，あるいは皮質骨の厚さが正しく判定されていないことが疑われた場合，手動でオトガイ孔の位置や皮質骨厚さの計測範囲を設定して，再計測することができる．

　これまでに発表された多くの論文に示されたエビデンスを集約吟味したメタアナライシスの結果は，パノラマX線画像により下顎骨下縁皮質骨の形態を分類評価するスクリーニング方法が，骨粗鬆症の発見に有効であることを示している．

パノラマ X 線画像による骨粗鬆症スクリーニングは，地域の歯科医師会が主導して医師会が協力する医科歯科連携のプロジェクトとして，いくつもの地域で実施されて成果をあげている．歯科医師が肉眼で下顎骨下縁形態を評価する方法では愛知県と広島県で，PanoSCOPE システムを用いたトライアルは香川県と大分県で行われ，それぞれの地域で多くの骨粗鬆症患者が新たに発見されている．

下顎皮質骨の形態解析には，単に骨粗鬆症を発見する以外にも，**表 2** に示すようにインプラント治療をはじめ歯科診療に有用な情報をもたらす可能性があると考える．

## Check Point 5
# 歯科診療の放射線防護の落とし穴

勝又明敏，神部芳則

　歯科X線検査の患者の被曝線量は口内法X線撮影1枚あたり0.01ミリシーベルト（0.01 mSv＝10μSv），パノラマX線撮影は1枚あたり0.03ミリシーベルトとなり，一般公衆の年間線量限度とされる1.0ミリシーベルトの数十分の1である．しかし，歯科医療従事者の被曝に関しては，口内法X線撮影を介助する術者が思いがけずに大きな線量を被曝するケースがある．

　一方，歯科用コーンビームCT（CBCT）撮影の患者の被曝は，口内法X線画像に相当する2〜3歯の範囲を直径50 mm以下のFOV（Field Of View，撮影範囲）で撮影するかぎり，パノラマX線撮影5〜6回分である．しかし，FOVを広げて大きな範囲を撮影すると，患者の被曝線量はとても大きくなる．

## 直接X線の被曝と散乱X線の被曝

　X線はX線管球の焦点から発生し，円錐型に広がりながら照射される．このX線の円錐の中に身体があると，直接X線の被曝を受けることになる．これに対して，直接X線が被写体や周囲の物質に当たって発生し，直接X線の円錐の外でも被曝するのが，散乱X線である（**図1**）．散乱X線はあらゆる方向に向かって発生する．その量はX線発生装置の電圧により変化するが，歯科用の装置ではX線円錐の外縁付近で直接X線の5％程度である．

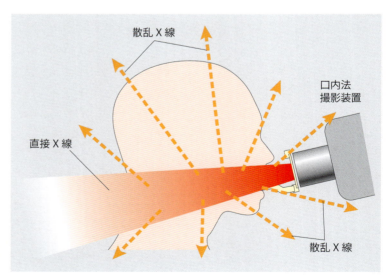

**図1** 口内法撮影における直接X線と散乱X線
　撮影装置から照射されたX線の数パーセントが散乱X線となる．散乱X線は，あらゆる方向に向かって発生する

患者が直接X線を浴びるのは医療被曝として正当化されるが，術者や介助者が直接X線を浴びることは厳に避けなければならない．歯科で術者の直接X線被曝が考えられるのは，口内法X線撮影の介助である．高齢者や障害のある患者の撮影で，患者の頭部を支えたり，口腔内のX線検出器（イメージングプレートやフィルム）を保持したりするときに，直接X線被曝の可能性がある．

歯科X線撮影で，患者の肩より下が直接X線に被曝することは少ない．撮影時に患者の身体に装着する防護エプロンには，散乱線を防ぐ目的がある．口内法X線撮影を患者の近くで介助する術者も，散乱X線を被曝することになるので，防護エプロンで防ぐべきである．このような散乱線を防護する目的のエプロンは，0.13 mm 鉛等量程度の薄いもので良い（**図6**参照）．

## 矩形絞りによる直接X線の最小化

口内法撮影装置から発生するX線は，照射筒の先端で直径約6 cm の円錐型である．このX線の円錐は，口腔内のX線検出器（イメージングプレートやフィルム）の位置では直径8 cm ほどに広がる．これは標準的な検出器（4×3 cm）の面積のおよそ4倍である．矩形絞りによって照射野を検出器と同じ大きさの長方形にすることで，患者の被曝，および術者や介助者の被曝につながる散乱線の発生を減らすことができる．

しかし，X線を照射筒の先端で矩形に絞ると，検出器全体にX線が当たらない，いわゆるコーンカットが起きやすくなる．そこで，矩形絞りを組み込んだ撮影補助具（インジケータ）が開発されている．矩形絞り付きインジケータを使えば，コーンカットを起こさずに照射野を絞ることができる（**図2**）．

なお，口内法X線フィルムには背面に鉛箔が入っているものが多いが，デジタル撮影用のイメージングプレートは背面の鉛箔がないため，X線を透過させてしまう．これを防ぐためには，イメージングプレートの背面に金属の遮蔽プレートを置いて撮影するのが良い（**図3**）．

## 口内法X線撮影の術者の指の被曝

口内法撮影では，口腔内のフィルムやイメージングプレートを患者の指，または撮影補助具（インジケータ）で固定する．ところが，高齢者や障害のある患者では，自分の指でX線検出器を押さえること，あるいは上下顎の歯で咬んでインジケータを固定することができない．そのため，やむなく術者が指で検出器を固定したままX線照射することがある．この場合，術者（介助者）の指が直接X線を受けることになる．

歯列の限定された領域を撮影する口内法X線撮影の患者の被曝線量は，とても小さい．しかし，術者（介助者）が撮影のたびに指で検出器を固定することを繰り返せば，指の被曝線量はとても大きくなってしまう．

手指への被曝を避けるため，0.03 mm 鉛等量の含鉛ゴム製の防護手袋を用いて撮影介助している診療施設もあるが，このような手袋は散乱X線を防ぐもので，直接X線を

〔基礎編〕Check Point 5

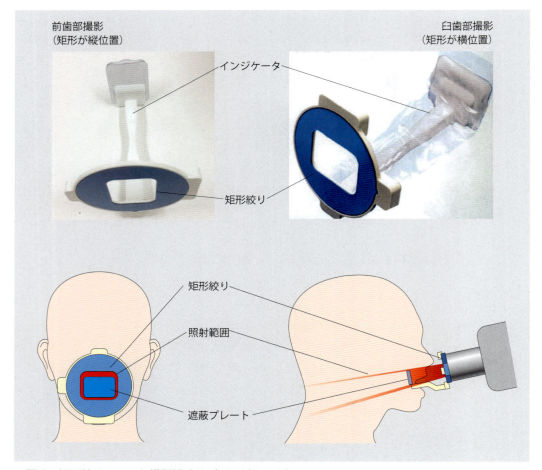

**図2** 矩形絞りのついた撮影補助具（インジケータ）
撮影装置に矩形絞りをつけると照射範囲が狭くなり，コーンカットを生じやすい．矩形絞りつきインジケータでは，コーンカットを生じないで照射野を絞ることができる

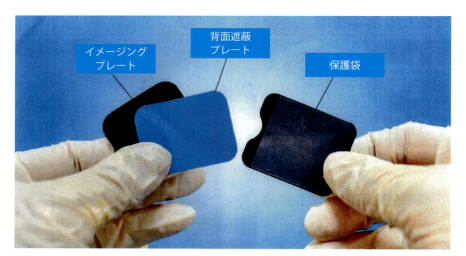

**図3** 検出器背面の遮蔽プレート（遮蔽板）
検出器背面の遮蔽プレートと図3の矩形絞りを併用すると，撮影局所以外の放射線被曝をカットすることができる

156

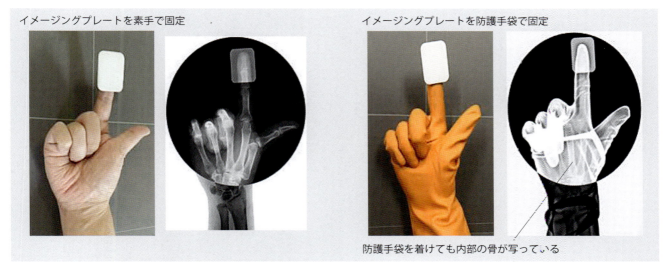

**図4** イメージングプレートを持った手指のX線像
ゴム製の防護手袋は散乱X線用で，直接X線を遮蔽することはできない

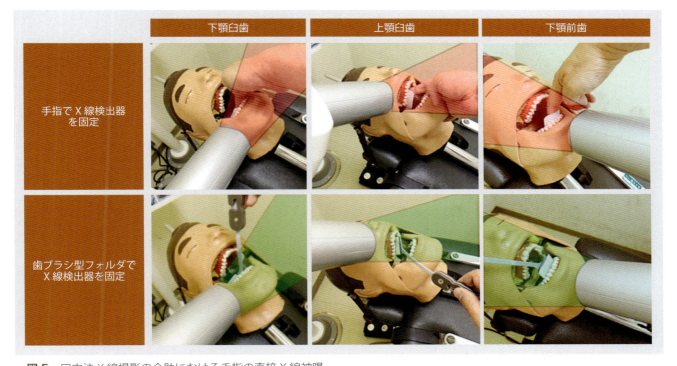

**図5** 口内法X線撮影の介助における手指の直接X線被曝
歯ブラシ型フォルダ（スマートグリップ，株式会社フラット）を用いて口内法X線撮影を介助すると，介助者の指への直接X線の被曝を防ぐことができる

遮ることはできない（図4）．

　これに対して，「歯ブラシ型」のホルダーを用いて口腔内にX線検出器を固定すると，術者（介助者）の指への直接X線の被曝を避けることができる（図5）．歯ブラシ型ホルダーを術者が保持する手に，さらに含鉛ゴム製の防護手袋を着用すると，術者の指の被曝をなくすことができる．

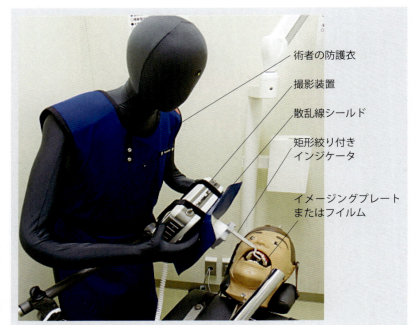

**図6** 手持ち撮影における術者の防護
撮影装置に固定するタイプの矩形絞り付きインジケータ（株式会社フラット）で術者の指への直接X線の被曝を回避することができる．撮影装置前面のシールド，および術者の防護エプロンは，散乱X線の防護になる

## 携帯型撮影装置の術者の被曝

　高齢者に対する在宅歯科診療の普及により，患者の自宅で口内法X線撮影を行う機会が増えている．X線発生装置（ヘッド）を三脚に固定し，術者は離れた場所から照射スイッチを押すならば，被曝は問題にならないレベルである．

　しかし臨床現場では，目的とする歯を正確に撮影するため，やむなく撮影装置を手で持ってX線を照射するケースがある．この「手持ち撮影」では，撮影者が直接X線を被曝することはない．しかし，患者からの散乱X線が，装置を持つ術者の手指や身体に当たる．

　これに対して，撮影装置の照射筒周囲にシールドを設けることで，術者の被曝を減らすことができる．術者および患者の近くで介助する人は，0.13 mm鉛等量程度の薄い鉛エプロンを併用するのが良いのは言うまでもない（**図6**）．

## 歯科用CBCT撮影の患者の被曝

　歯科用CBCTの被曝線量が小さくなるのは撮影領域（Field Of View, FOV）が直径5 cm×高さ5 cm以下の場合に限られる．

　直径5 cm×高さ5 cmのFOVの体積は約98 cm$^3$だが，FOVの直径が2倍の10 cmでは765 cm$^3$，3倍の直径15 cmでは2650 cm$^3$にもなる．CTの被曝量は多方向からX線照射される領域の体積で決まるため，大きなFOVを選択することで患者に何十倍もの被曝をさせてしまう（**図7**）．CBCT撮影では，可能なかぎり小さいFOVを用いるようにしなければならない．

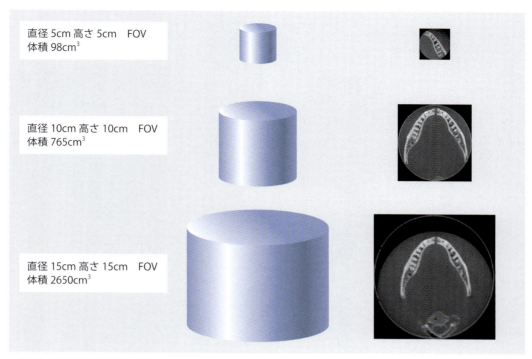

**図7** 歯科用CBCTにおける撮影範囲（FOV）
撮影範囲が大きくなると，体積に比例して被曝線量が増加する

*アララの原則
(ALARA；As Low
As Reasonably
Achievable)
…個人の被曝線量や回数を，経済的および社会的要因を考慮に入れたうえ，合理的に達成できるかぎり低く保つ，放射線防護の最適化のこと

これこそが，放射線防護におけるアララの原則*の実践である．

## 歯科放射線検査の新しい形の提案

携帯型口内法X線撮影装置の普及は，歯科放射線検査のあり方に大きな変化をもたらしつつある．日本では，特別な場合を除いて，X線検査を専用の撮影室で行うことが決められている．しかし海外では，日常的に手持ち装置で口内法X線撮影を施行している例も少なくない．

日常の歯科臨床では，泣いて暴れる小児のX線撮影や，根管長測定のためリーマーを根管内に挿入してX線撮影する場合など，患者を診療用チェアからX線室に移動させるのに躊躇を覚えるケースがある．

これまで述べてきた，矩形絞り，検出器背面の遮蔽プレート，照射筒周囲のシールド板，患者と術者が装着する防護衣などを組み合わせて使うことにより，患者周囲の線量を1ミリシーベルト/年以下にできるなら，X線室の外（診療用チェア）で口内法を撮影する適用を拡大して良いのではなかろうか．

パノラマX線装置に関しても，診療用チェア上の患者をX線室に移動させずに撮影することが可能ならば，患者にとっても歯科医師にとっても利益があると思われる．

図8に示すような移動可能な撮影装置で，診療用チェアの上で患者周囲を完全に遮蔽して周囲に放射線が漏れないように撮影できれば，放射線室を設置せずに診療が可能になると考えるが，いかがだろうか？

[基礎編] Check Point 5

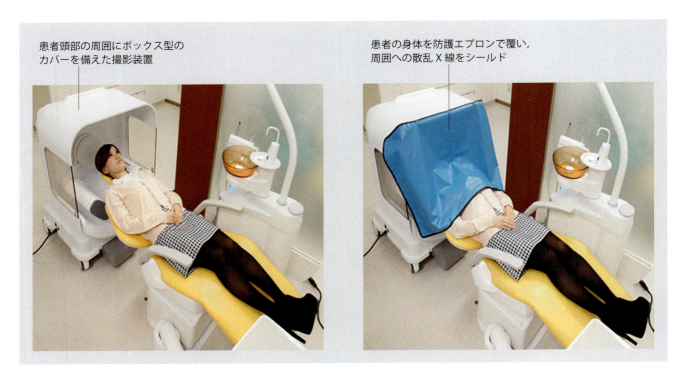

**図8** 歯科用チェアにて患者臥位でのパノラマX線撮影（イメージ図）
　患者の頭部を完全にシールドしてチェアサイドでパノラマX線撮影をする装置のプロトタイプ（未承認品）（提供：タカラベルモント株式会社）

# 文 献

〔臨床編〕

1) 岡野友宏ほか編．歯科放射線学　第6版．医歯薬出版，2018．
2) 日本歯科放射線学会編．歯科臨床における画像診断アトラス　第2版．医歯薬出版，印刷中．
3) 佐野　司ほか．歯根破折歯の画像診断ガイドライン作成のためのプロジェクト研究．日歯医学会誌．2014；33：74-78．
4) 本田和也ほか編．顎関節症診療ハンドブック．メディア，2016．
5) Alling CC, et al. eds. Impacted Teeth. W.S.Saunders, 1993.
6) 林　孝文．超音波検査の原理と正常解剖構造と撮像・読影ポイント．金田　隆，久山佳代編．顎口腔領域の疾患・読影ポイントから病理診断，治療方針まで．永末書店，2017；22-25．
7) 林　孝文ほか．T1・T2早期舌癌の超音波診断．歯界展望特別号/第23回日本歯科医学会総会-歯科医療未来と夢-．医歯薬出版，2017；261-262．
8) 顎骨壊死検討委員会．骨吸収抑制薬関連顎骨壊死の病態と管理：顎骨壊死検討委員会のポジションペーパー2016（https://www.jsoms.or.jp/medical/wp-content/uploads/2015/08/position_paper2016.pdf）

〔基礎編〕

1) 三崎針郎．わが国歯科放射線学のあけぼの．歯科放射線．1996；36（4）：191-198．
2) Langland OE, Langlais RP. Early pioneers of oral and maxillofacial radiology. Oral Surg Oral Med Oral Pathol Oral Radiol Endod. 1995；80（5）：496-511.
3) 照内　昇．レントゲン歯科学．河合商店．1940；84-160．
4) Hallikainen D. History of panoramic radiography. Acta Radiol. 1996；37（3 Pt 2）：441-445.
5) Langland OE, et al. Panoramic radiology. Williams & Wilkins, 1988.
6) Arai Y, et al. Development of a compact computed tomographic apparatus for dental use. Dentomaxillofac Radiol. 1999；28（4）：245-248.
7) 勝又明敏．歯科CTの過去，現在，未来．日口外誌．2013；58：706-717．
8) 勝又明敏．パノラマX線撮影のルネサンスをめざして．岐歯学誌．2012；38：117-128．
9) 石川隆行，桂川茂彦，藤田広志監修．医用画像ハンドブック．オーム社，2010．
10) 勝又明敏．コンピュータ支援外科と歯科用コーンビームCT．日口外誌．2016；62（12）：602-607．
11) Misch CE, et al. A bone quality-based implant system: first year of prosthetic loading. J Oral Implantol. 1999；25（3）：185-197.
12) 勝又明敏ほか．口内法X線画像濃度による歯槽骨密度の計測．日口腔科会誌．2017；66（3）：229-234．
13) 勝又明敏ほか．骨粗鬆症スクリーニングのためのコンピュータによる下顎骨下縁皮質骨X線画像解析法．日口腔科会誌．2016；65（3）：256-263．
14) 岡野友宏ほか編．歯科放射線学　第6版．医歯薬出版，2018．
15) 蛭川亜紀子ほか．矩形絞り付きスマートウイングを用いた口内法X線撮影．全国歯放技連絡協議会誌．2016；26（2）：105-112．
16) 日本歯科放射線学会ガイドライン．JSOMR TR-0001 携帯型口内法X線装置による手持ち撮影のためのガイドライン．2017．
17) 西山　航ほか．口内法撮影における受像体周囲の線量の推定-手指および撮影補助具による受像体保持方法の比較-．歯科放射線．2018；58（2）：66-72．

# 編著者・執筆者一覧

〔編著者〕

勝又　明敏　朝日大学歯学部 歯科放射線学分野 教授

神部　芳則　自治医科大学医学部 歯科口腔外科学講座 教授


〔執筆者〕

林　　孝文　新潟大学大学院医歯学総合研究科 顎顔面放射線学分野

川合　道夫　日本オーラルクリニック

岡田　成生　自治医科大学医学部 歯科口腔外科学講座

勝良　剛詞　新潟大学大学院医歯学総合研究科 顎顔面放射線学分野

川嶋　理恵　自治医科大学医学部 歯科口腔外科学講座

小濱　亜希　自治医科大学医学部 歯科口腔外科学講座

小林　太一　新潟大学大学院医歯学総合研究科 顎顔面放射線学分野

作山　　葵　自治医科大学医学部 歯科口腔外科学講座

笹栗　健一　自治医科大学医学部 歯科口腔外科学講座

曽我麻里恵　新潟大学大学院医歯学総合研究科 顎顔面放射線学分野

髙村　真貴　新潟大学大学院医歯学総合研究科 顎顔面放射線学分野

田中　　礼　香港大學牙醫學院 口腔頜面放射學

新國　　農　新潟大学大学院医歯学総合研究科 顎顔面放射線学分野

林　　宏栄　自治医科大学医学部 歯科口腔外科学講座

山川　道代　自治医科大学医学部 歯科口腔外科学講座

山下　雅子　自治医科大学医学部 歯科口腔外科学講座

山本　亜紀　自治医科大学医学部 歯科口腔外科学講座

| 歯科臨床画像診断のチェックポイント | ISBN978-4-263-46157-0 |

2019年12月10日　第1版第1刷発行

編　者　勝　又　明　敏
　　　　神　部　芳　則
発行者　白　石　泰　夫
発行所　医歯薬出版株式会社
〒113-8612 東京都文京区本駒込1-7-10
TEL. (03)5395-7634(編集)・7630(販売)
FAX. (03)5395-7639(編集)・7633(販売)
https://www.ishiyaku.co.jp/
郵便振替番号　00190-5-13816

乱丁，落丁の際はお取り替えいたします　　印刷・三報社印刷／製本・皆川製本所
© Ishiyaku Publishers, Inc., 2019. Printed in Japan

本書の複製権・翻訳権・翻案権・上映権・譲渡権・貸与権・公衆送信権（送信可能化権を含む）・口述権は，医歯薬出版(株)が保有します．
本書を無断で複製する行為（コピー，スキャン，デジタルデータ化など）は，「私的使用のための複製」などの著作権法上の限られた例外を除き禁じられています．また私的使用に該当する場合であっても，請負業者等の第三者に依頼し上記の行為を行うことは違法となります．

JCOPY ＜出版者著作権管理機構　委託出版物＞
本書をコピーやスキャン等により複製される場合は，そのつど事前に出版者著作権管理機構（電話　03-5244-5088，FAX 03-5244-5089，e-mail：info@jcopy.or.jp）の許諾を得てください．